Peter Pukownik

Der Hildegard Gesundheits GARTEN

Die besten Rezepte der Hildegard-Medizin

SÜDWEST

Inhalt

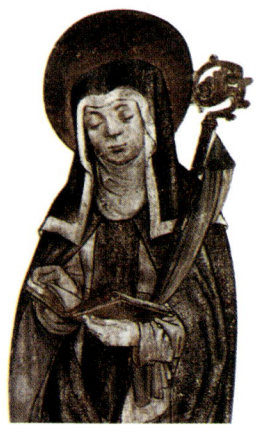

Die heilige Hildegard von Bingen (1098–1179)

»Dinkel macht frohen Sinn und frisches Gemüt. Er heilt den Menschen innerlich«

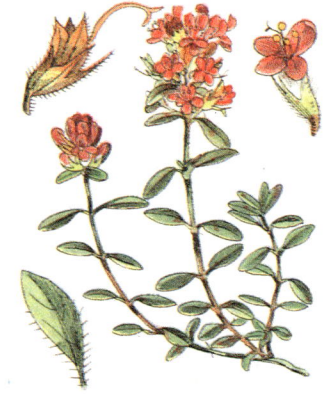

Quendel

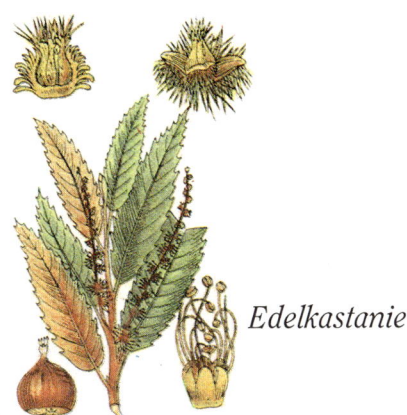

Edelkastanie

**Edelkastanie bei
Rheuma, Gicht und
Venenleiden**

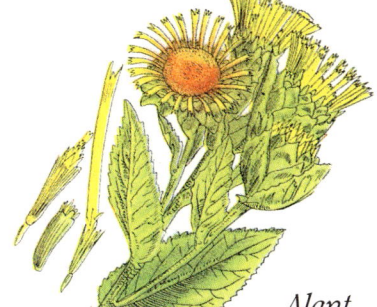

Alant

**Alant gegen
Lungenschmerzen
und bei Migräne**

Große Brennessel

**Flohsamen zur Ent-
krampfung und bei
Gemütsschwankungen**

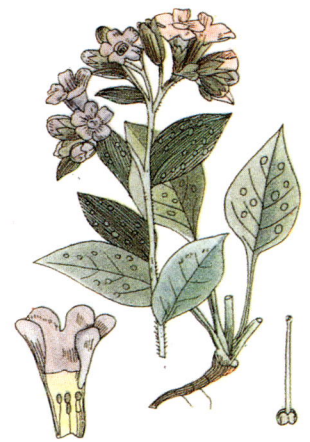

Lungenkraut

Muskatnuß bei hohem Blutdruck und nervlicher Belastung

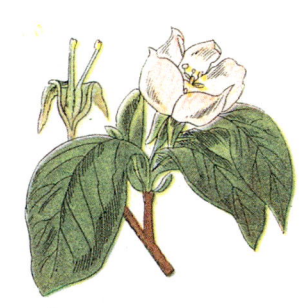

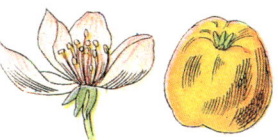

Quitte

Weinraute bei Nierenerkrankungen und Verdauungsstörungen

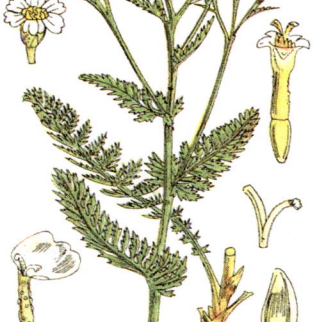

Schafgarbe

Vorwort

Dieses Buch entstand in der Praxis und aus der Praxis für den Patienten, der sein Leben etwas verändern möchte.

Es ist aber auch für den Hildegard-Therapeuten gedacht. Er kann sich einen kurzen Überblick verschaffen und seinem Patienten das Buch empfehlen, so daß dieser sich selbst in die Hildegard-Heilkunde einarbeiten kann. Das wiederum erleichtert die Arbeit des Therapeuten, denn ein informierter Patient ist ein guter Patient. Er erkennt, worauf es ankommt, und macht viel besser mit.

Und es ist auch ein Buch, auf das der Patient seinen Therapeuten – ob Arzt oder Heilpraktiker – aufmerksam machen kann, so daß eine fruchtbare Zusammenarbeit zwischen beiden entsteht.

In vielen Büchern über die Hildegard-Heilkunde wurde über einige Mittel schon recht ausführlich berichtet, während andere Mittel zu kurz kamen, obwohl es auch über diese Interessantes zu sagen gäbe. Dies wurde hier nachgeholt.

Es ist bereits ein Gewinn, wenn man die verschiedenen Heilmittel der heiligen Hildegard von Bingen auch einmal außerhalb ihres Rahmens betrachtet und versucht, den roten Faden der Heilkunde vom Altertum über die heilige Hildegard bis zur heutigen Naturheilkunde zu verfolgen. So wird die Hildegard-Heilkunde wunderbar integriert – zum Nutzen der notleidenden Patienten.

Man hätte dies natürlich noch ausführlicher machen können, aber ich habe versucht, die Ausflüge in andere Zeiten zu begrenzen, auch wenn man beim Studium der alten und neuen Literatur von einem regelrechten Jagdfieber gepackt wird.

Wenn Empfehlungen für eine bestimmte Patientengruppe oder gegen irgendwelche Beschwerden gegeben werden, heißt dies natürlich immer, daß man – wenn man irgendein Medikament durch ein Hildegard-Mittel ersetzen möchte – dies prinzipiell mit dem behandelnden Arzt oder Heilpraktiker absprechen sollte. Er muß

Dieses Buch ist für Patienten, die wissen wollen, was die Hildegard-Heilkunde leisten kann

unbedingt darüber informiert sein, was der Patient nimmt oder nicht nimmt, um die Gesamtübersicht zu behalten. Auch kann eine solche Umstellung nicht von heute auf morgen erfolgen. Man sollte dem Organismus die nötige Zeit dazu geben. Aber diese Phase der Umstellung, in der man wirklich einige Medikamente reduzieren und andere vielleicht sogar ganz weglassen kann, sollte grundsätzlich immer mit dem behandelnden Arzt oder Heilpraktiker abgesprochen und abgestimmt werden. Jeder vernünftige Therapeut wird heilfroh sein, wenn sein Patient richtig mitarbeitet und so eventuell das eine oder andere Medikament mit Nebenwirkungen verringert oder sogar völlig weggelassen wird. Handelt der Patient aber auf eigene Faust, reduziert er dringend notwendige Medikamente oder verzichtet er eigenmächtig ganz auf sie, kann er sein Leben

Jeder Patient sollte seinem Organismus Zeit geben für die Umstellung auf Hildegard-Mittel

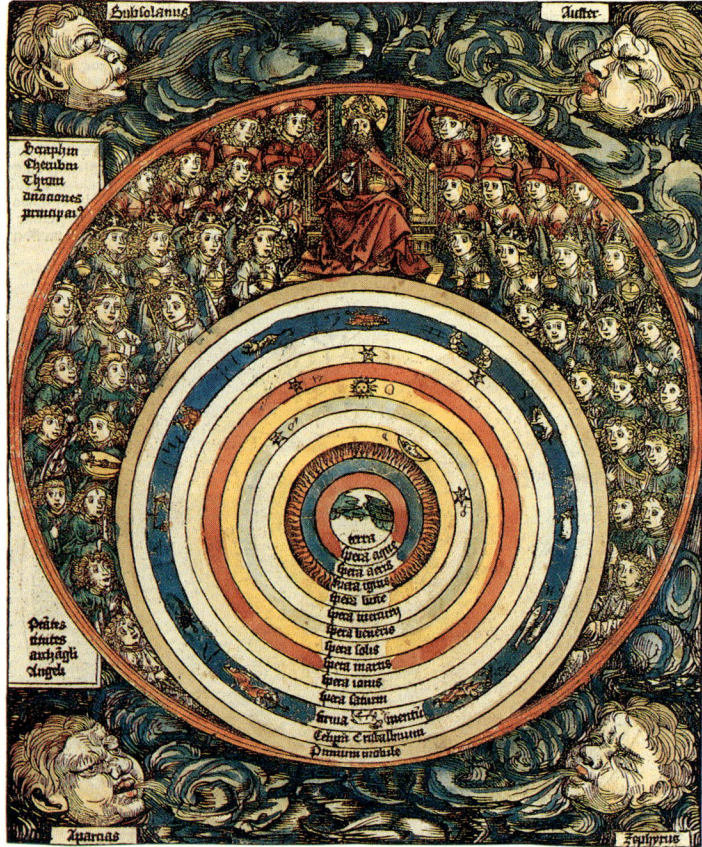

Mittelalterliches Weltbild mit der Erde im Zentrum, umgeben von den 13 Sphären und den vier Winden

in Gefahr bringen. Darauf möchte ich hier noch einmal ausdrücklich hinweisen.

Kurz vor Abschluß dieses Buches sah ich im Fernsehen eine Eistanzdarbietung. Man sprach dabei über verschiedene Teile, über »Pflicht« und »Kür« – so etwas gibt es auch in der Hildegard-Heilkunde.

Will sich ein Patient mit der Hildegard-Heilkunde vertraut machen, muß er sich erst einmal eine gewisse Basis erarbeiten. Sie besteht in der Umstellung des Denkens, im Verzicht auf unzuträgliche Lebensgewohnheiten und im richtigen, hildegardischen Essen: Er beschäftigt sich mit Dinkel, Galgant, Bertram, Quendel usw., ferner mit Herzwein, Fenchel und Edelkastanie. Er setzt sich mit den Tugenden und Lastern auseinander, wie sie uns die heilige Hildegard von Bingen beschreibt. Dies ist also die »Pflicht«.

Die »Kür« sind dann die übrigen Hildegard-Mittel – ob Gewürze, Lebensmittel oder Medikamente –, die von Fall zu Fall eingesetzt werden können, aber immer auf der »Pflicht« aufbauend.

Deshalb sollte ein Patient, der anhand dieses Buches in seinem Leben gewisse Umstellungen vornehmen möchte, sich erst einmal dem ersten Teil, der »Pflicht«, widmen. Er sollte sich dann Dinkel, die Grundgewürze Galgant, Bertram und Quendel besorgen und anfangen, damit seinen Speiseplan zu verändern. Erst danach sollte er sich schrittweise in die übrigen Kapitel vertiefen und ihren Inhalt in sein Leben zu integrieren versuchen.

Mit Dinkel, Galgant, Bertram und Quendel den Speiseplan verändern

Manches mutet den Leser anfangs unwichtig an. Das sollte er erst einmal so stehenlassen. Wenn er dann im richtigen Moment daran denkt, kann es ihm aber eine große Hilfe sein.

Zum besseren Verständnis der heiligen Hildegard von Bingen habe ich an den entsprechenden Stellen immer sie selbst zitiert. Dies bringt sie uns näher und vermittelt ein ursprüngliches Gefühl für ihre schönen Texte. Diese Zitate sind aber größtenteils gekürzt wiedergegeben.

Ich wünsche allen Lesern, Ihnen und Ihren Familien, viel Erfolg bei der Beschäftigung mit der Hildegard-Heilkunde und deren Umsetzung im täglichen Speiseplan.

Gesundheit ist eßbar!
Die heilige Hildegard von Bingen
beweist es uns!

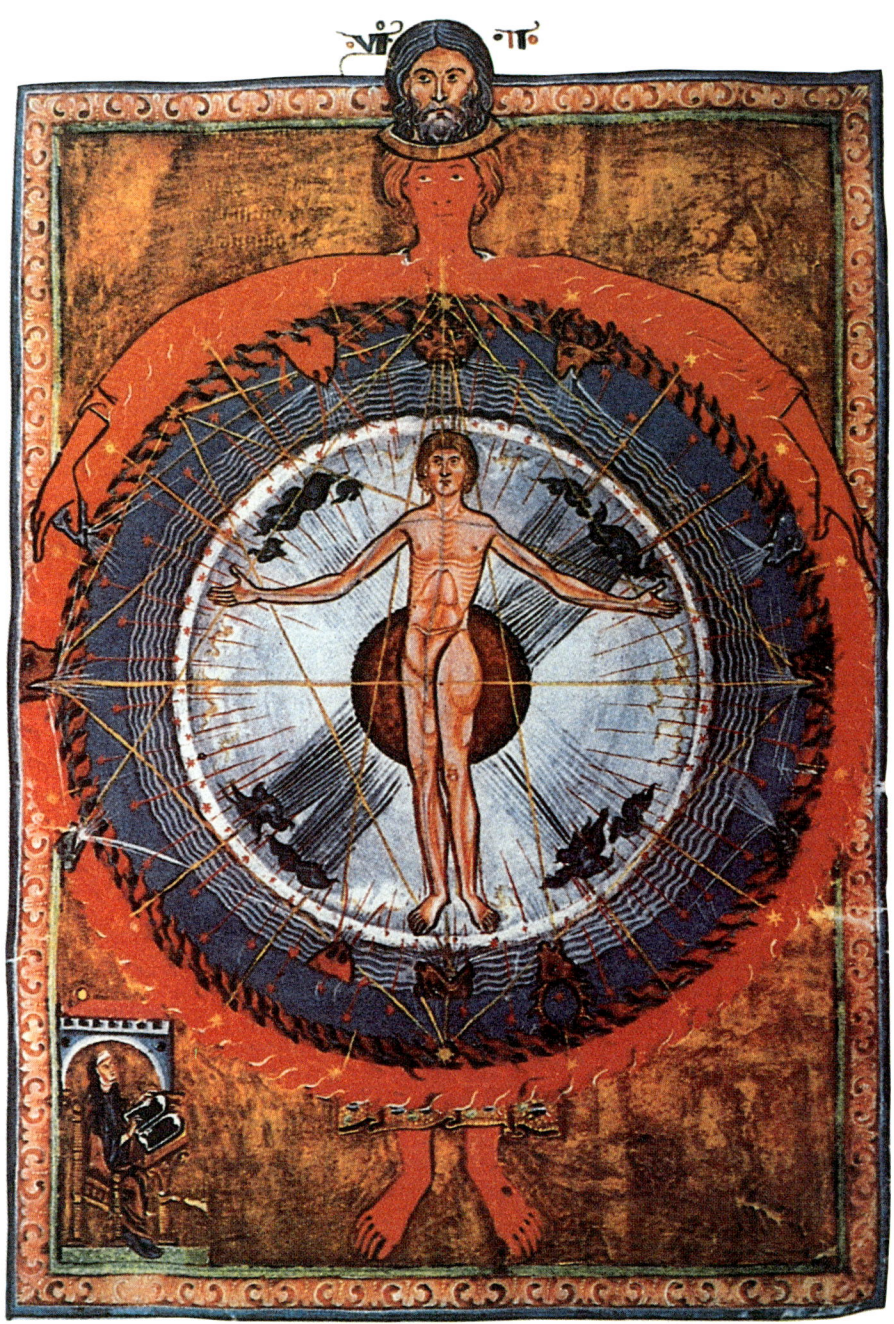

*Der Mensch
als Teil des
Kosmos*

1 Die Pflicht

Die Grundmittel der heiligen Hildegard

Die heilige Hildegard von Bingen – Seherin und »Emanze« ihrer Zeit

Jedes Jahr am 17. September ist für alle Hildegard-Freunde ein Gedenktag, denn an diesem Tag des Jahres 1179 verstarb die heilige Hildegard von Bingen.

Sie wurde 1098 in Bermersheim in Rheinhessen geboren und gilt heute als eine der größten Frauen des Mittelalters. Sie schrieb fast 40 Jahre lang theologische, psychologische und heilkundliche Werke, die in ihrer Bedeutung erst jetzt richtig erkannt und ausgewertet werden und wie geschaffen sind für unsere Zeit. Sie schuf auch bedeutende musikalische Werke und unternahm weite Missionsreisen. Sie kam dabei unter anderem auch bis nach Bamberg, Augsburg und rheinabwärts bis in die heutigen Niederlande. Sie hielt überall öffentlich Predigten, in denen sie vor allem das Lotterleben der Kleriker rügte. Sie wollte damit die vom Verfall bedrohte Kirche der damaligen Zeit wiederaufrichten und festigen, was ihr teilweise gelang.

Die heilige Hildegard von Bingen fasziniert nicht nur heute Zehntausende von Anhängern. Schon zu ihren Lebzeiten wurde sie vom Volk hoch verehrt, und nach ihrem Tod pilgerten viele Gläubige an ihren Schrein und beteten um Hilfe. Der Überlieferung nach geschahen viele Wunder an ihrem Grab. Der Bischof von Mainz war darüber nicht sehr erfreut, begab sich etwa fünf Jahre nach ihrem Tod an ihr Grab und verbot ihr diese Wunderheilungen. Und sie war ihren Vorgesetzten gehorsam über den Tod hinaus: Von Stund an geschahen am Grab keine Heilungen mehr.

Eine der berühmtesten Frauen des Mittelalters fasziniert mit ihrem Wissen noch heute

Mittelalterliches Weltbild aus der Schedelschen Weltchronik, 1493

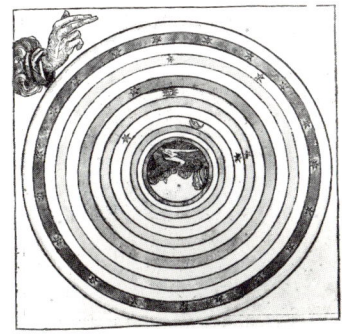

Hildegard wurde aber auch von den Großen dieser Welt geachtet und um Rat gefragt. Dies beweisen ihre berühmt gewordenen Briefe, von denen zirka 300 noch heute im Original erhalten sind. Sie redete aber diesen Damen und Herren beileibe nicht nach dem Munde, sondern las ihnen, z.B. Kaiser Friedrich Barbarossa, gehörig die Leviten, ohne Ansehen der Person.

Sie wollte dadurch die Großen der Kirche und der Welt wieder auf den rechten Weg bringen. Als eine vom Papst – und damit vor der ganzen damaligen Welt – anerkannte Prophetin hatte sie gewisse Freiheiten, die sie auch reichlich nutzte.

Hildegard – keine Ärztin oder Gelehrte, sondern Übermittlerin göttlicher Eingebungen

Sie schuf auch eine heute richtig modern anmutende Heilkunde, war aber *keine* Ärztin, wie immer wieder behauptet wird. Ihre Medizin war zum Zeitpunkt der Niederschrift noch keine Erfahrungs- oder Volksheilkunde; vielmehr schöpfte sie alles, was sie schrieb bzw. diktierte, aus der Erkenntnis des »inneren Lichtes«, wie sie es nannte. Sie hatte schon als Kind die »Gabe des Sehens« und erschreckte und erstaunte damit ihre Umgebung.

Nach der Überlieferung soll sie schon als Kind öfters gerufen haben: »Ich sehe ein Licht in mir, ich sehe ein

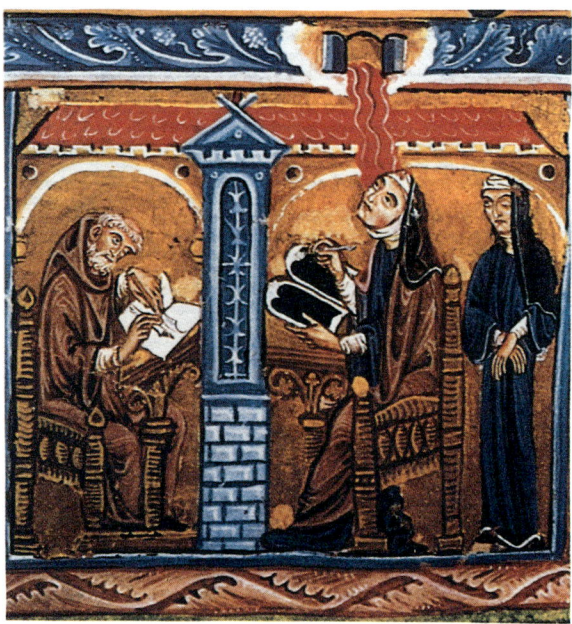

Die größere Seherin mit ihren Mitarbeitern

Licht in mir!« Als sie dann aber merkte, daß die Menschen in ihrer Umgebung sie verängstigt und verstört beäugten, unterließ sie solche Äußerungen und bewahrte diese Bilder in ihrer Erinnerung bis zum Zeitpunkt ihrer späteren Niederschrift.

Da sie keine Gelehrte war, wie alte Quellen bestätigen, aber Dinge schrieb, die die Wissenden der damaligen Zeit noch nicht kannten, müssen wir ihr einfach glauben, wenn sie uns sagt, daß alles göttliche Eingebung war. Wir müssen ihr glauben, auch wenn uns manches, was sie uns hinterlassen hat, abenteuerlich vorkommt und die Zubereitungsarten der Heilmittel nicht immer ganz einfach sind.

Die heilige Hildegard erkannte Zusammenhänge, die heute von der Forschung bestätigt werden

Sie zeigte schon damals in ihren Schriften die Gefährdung des Menschen und seiner Umwelt auf und beleuchtet dabei Hintergründe und Zusammenhänge, die durch die modernen Wissenschaften heute erst langsam erforscht und auch bestätigt werden. So nimmt es nicht wunder, daß sie von ihren Zeitgenossen »prophetissa teutonica« oder auch »Seherin vom Rhein« genannt wurde.

Hildegard verfaßte unter anderem auch zwei Medizinbücher, die heute die Grundlage der Hildegard-Heilkunde sind, die »Physica« (Die Heilmittel) und »Causae et curae« (Ursachen und Behandlungen der Krankheiten). Letzteres hat Hugo Schulz – bekannt durch das Arndt-Schulzsche Gesetz – 1931/32 kurz vor seinem Tode übersetzt. Das Vorwort dazu schrieb sein Freund Ferdinand Sauerbruch. Es haben sich also schon sehr namhafte Persönlichkeiten mit der heilige Hildegard und ihren Werken auseinandergesetzt.

Die Medizinbücher der heiligen Hildegard

Aber nicht nur die Medizin findet Interesse an der heiligen Hildegard. Im Laufe der Jahrhunderte bis heute wurden ihre theologischen Werke immer wieder gesichtet und studiert. Es wurde – und wird zur Zeit wieder – oft in Erwägung gezogen, sie zur offiziellen Kirchenlehrerin zu erheben. Sie wäre dann nach der heiligen

Theresa von Avila und der heiligen Katharina von Siena die dritte Frau überhaupt, der diese hohe Ehre widerfährt. Da sie vor der Reformation lebte, wird sie gleichermaßen von evangelischen und katholischen Christen geachtet und verehrt.

Sie war also eine echte »Emanze« in einer Zeit, in der nur Männer das Sagen hatten, und vertrat Standpunkte, derentwegen man sie heute, wie der Arzt und Theologe Berkmüller einmal sagte, eigentlich »die erste Grüne« nennen müßte. Sie selbst nannte sich aber nur bescheiden die »Posaune Gottes«.

Krankheit als Mangel an Sein

Krankheit ist für Hildegard immer ein »Mangel an Sein«, und »Heilung und Heil« sind bei ihr immer aufeinander bezogen. Wer »Heilung« benötigt, der ist auch des letzten Ziels des Menschen, eben des »Heils«, in gleichem Maße bedürftig. So kann man sich mit ihrer »Heilkunde« nur identifizieren und sie auch nur ausüben, wenn man immer versucht, den ganzen Menschen mit Leib und Seele und deren zusammengehörigen Störungen zu behandeln.

Sie beschreibt in ihren Schriften auch sehr konkrete Krankheitsbilder und gibt gezielte therapeutische Hinweise, wobei sie aber jedesmal den ganzen Menschen mit Leib und Seele mit einbezieht. 213 Pflanzen und Bäume hat Hildegard auf ihren Heilwert hin beschrieben. Sie setzt aber auch z.B. die Schwingungen der Metalle und Steine mit ein, greift dabei allerdings nicht auf eine Tradition der damaligen Zeit zurück, sondern stellt erstaunliche Zusammenhänge dar, die weder damals bekannt waren noch heute erforscht sind, jedoch durch die Praxis und die heutige Wissenschaft immer wieder bestätigt werden.

MERKE:
Für die heilige Hildegard ist der Mensch eine untrennbare Einheit von Körper, Seele und Geist

Immer stellt sie *Gott* in den Mittelpunkt und den Menschen, als sein höchstes Geschöpf, in Bezug zu Gott. Es gibt kein Werk Hildegards *ohne* Theologie und keines *ohne* Medizin. Für sie ist eben alles eins, und beide Bereiche gehen nahtlos ineinander über.

Hildegard sagt, daß Gott sich in uns, seinen Geschöpfen, ausdrückt und daß wir deshalb für den uns anvertrauten Körper auch eine gewisse Verantwortung haben, ihn also pflegen und gesund erhalten müssen. Sie sagt uns damit auch ganz klar, daß die Heilkunde nur ein Werkzeug für die geistige Reifung des Menschen ist.

Blinde Wut macht krank

In der Heilkunde der heiligen Hildegard sind die Naturkräfte ein sehr wichtiger Teil. Bestimmend ist dabei die Sicht des ganzen Menschen mit Körper, Seele und Geist. Sie legt dies in seltener Weise umfassend und tiefgründig dar.

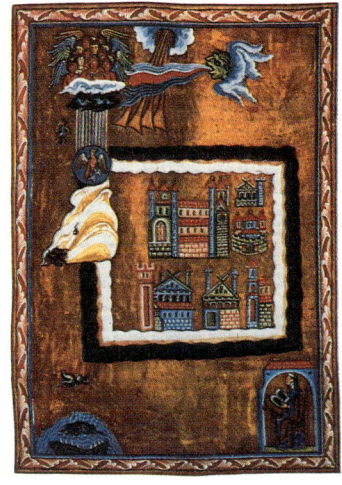

Nach Hildegard drückt sich Gott in allen Geschöpfen aus, also auch in uns

Normalerweise sind die einzelnen wissenschaftlichen Fachbereiche – Medizin, Psychologie, Soziologie, Theologie usw. – strikt voneinander abgegrenzt, und jeder Vertreter seiner Disziplin achtet genau darauf, daß er nicht zu tief in das Gebiet des »Nachbarn« eingreift: der Mediziner nicht in das des Psychologen, dieser nicht in das des Theologen usw. Der Hilfe suchende Mensch wird oftmals zwischen den Fronten aufgerieben und fragt sich, ob er bei dem Kompetenzgerangel der verschiedenen Wissenschaften eigentlich noch als Mensch betrachtet und behandelt wird oder ob er nur noch Futter für die Statistik der Wissenschaftler ist.

Bei der heiligen Hildegard ist dies ganz anders: Sie sieht immer den *ganzen* Menschen und wie er für sich und andere zum Heile wirken kann. Schließlich heißt ein christlicher Grundsatz: »Liebe deinen Nächsten wie dich selbst.« Man muß also erst einmal für *sich*, seinen Körper und seine Seele, etwas Gutes tun, damit man sich selbst – so wie man ist – akzeptieren und lieben kann; dann kann man auch sehr viel für seinen Nächsten ausrichten. Diese Grundvoraussetzung wurde von den Kirchen in den vergangenen Jahrhunderten häufig mißachtet. Der Mensch selbst blieb dabei oft völlig auf der Strecke, war oft nur Mittel für klerikale Interessen.

Die heilige Hildegard von Bingen sagt uns, daß »Heil und Heilung« oder auch »Gesundheit und Heil« ineinandergreifen, weil sie eben wirklich immer den ganzen Menschen im Blick hat, der dann seinerseits seine Mitmenschen und seine Umwelt mit einbeziehen kann, wenn er erst einmal das Heil erfaßt und erkannt hat.

Selbst bei Lebensmitteln – ich sage absichtlich nicht »Nahrungsmittel«, weil das etwas völlig anderes ist – gibt sie die Wirkung auf Körper, Seele und Geist an. Sie schreibt z.B., daß Dinkel »den Menschen froh macht«, daß Fenchel »ihn fröhlich macht«, daß Muskatnuß »das Herz öffnet«, daß Bertram »den Verstand stärkt« usw. Davon wird in den folgenden Texten im Hinblick auf die einzelnen Mittel immer wieder die Rede sein. Es gibt nur ganz wenige Rezepturen in der Hildegard-Heilkunde, bei denen – neben der körperlichen – nicht auch die Wirkung auf Gemüt, Gefühl, Verstand und Geist beschrieben wird. Ebenso liest man bei Hildegard immer wieder, daß unsere Gefühle und Gedanken, also das, was wir heute als den »seelischen Bereich« bezeichnen, unseren Körper stark beeinflussen.

MERKE:
Unsere Gefühle und Gedanken haben großen Einfluß auf unsere Gesundheit

Bei unmäßigem Zorn oder blinder Wut wird der Mensch oft krank. Der Gegensatz, also das Heilmittel der Wut, ist die Geduld, die »patientia«, wovon ja das Wort »Patient«, also der »geduldige Mensch«, abgeleitet ist.

Viele Gemütszustände, aus denen körperliche Krankheiten entstehen, beschreibt Hildegard sehr eingehend. Sie führt 35 negative und 35 positive Gemütszustände auf, die sie als Laster bzw. Tugenden bezeichnet und die eine krank machende bzw. eine heilende Wirkung von der Seele her auf den ganzen menschlichen Körper ausüben.

Uns sind diese Beziehungen heute unter dem Begriff »Psychosomatik« bekannt, womit die wechselseitige Beeinflussung von Körper und Seele gemeint ist. Dieser Begriff ist allerdings erst 150 Jahre alt – die heilige Hildegard schrieb über die Seele aber schon vor über 800 Jahren. Und sie ging viel weiter als die heutige Psychosomatik. Immer sieht sie Gott als Leben, Licht und Liebe, als den Ursprung des Lebens, und für diese Liebe zu Gott ist alles geschaffen.

Die Ganzheitlichkeit bei der heiligen Hildegard umfaßt den Leib, also den materiellen Körper, die Seele und auch die Beziehung des Menschen zu Gott, also seine religiös-sittliche Haltung. Keines kann ohne das andere bestehen.
Das Ziel ist nicht nur die körperliche Gesundheit, sondern auch das seelische Heil. Der Mensch soll also heil und ganz vor Gott sein, vor seinem Ursprung, seinem Schöpfer, genau so, wie er von ihm im Anfang erdacht und erschaffen wurde.

Ganz und nicht zerstückelt

Gott hat nach Hildegard den Menschen aus den vier Weltelementen geformt, aus Feuer, Wasser, Luft und Erde. Der Mensch ist von der Natur abhängig, weil er eben ein Teil dieser Natur ist. Er ist nach Gottes Willen das einzige Wesen mit Verstand und freiem Willen auf der Erde – obwohl man manchmal daran zweifeln könnte, wenn man die Nachrichten hört oder die Zeitungen liest.

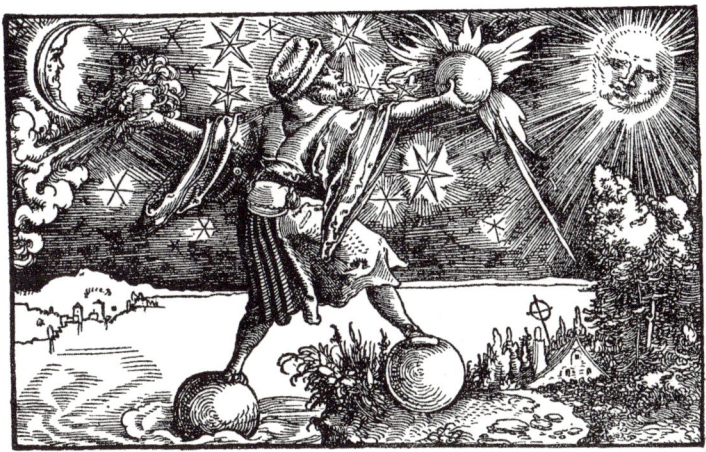

Feuer, Wasser, Luft und Erde. Die vier Elemente, aus denen nach Hildegard der Mensch geformt wurde

Dieses Einssein mit Gott und seiner ganzen Schöpfung muß man, wenn man Hildegard-Heilkunde betreibt, mit berücksichtigen und in einer Therapie immer im Blick behalten. Dies ist das Eigentliche einer Ganzheitsmedizin nach der heiligen Hildegard von Bingen, die bis heute von ihrer Aktualität nichts eingebüßt hat.

Der kranke Mensch ist mehr als »die Galle von Zimmer 7«

Zur Hildegard-Heilkunde muß man folgendes festhalten:

1. Die heilige Hildegard von Bingen liegt mit ihrem ganzheitlichen Ansatz genau im Trend unserer Zeit und findet deshalb heute auch bei Nichtchristen Zustimmung, nicht nur bei Schwärmern und Träumern, wie man in manchen Kreisen Leute bezeichnet, die sich mit solchen Themen beschäftigen und daraus praktischen Gewinn zu ziehen versuchen.

In der naturwissenschaftlich orientierten Medizin standen bisher meist nur die Krankheitssymptome im Mittelpunkt. Da ist man in den Krankenhäusern oft nur »die Galle von Zimmer 7«, »das Knie von Zimmer 12«, »die Leber«, »der Blinddarm« usw. Man wurde und wird zum größten Teil heute noch also nur vom Symptom her eingestuft und behandelt, nicht selten nach Weisungen von Leuten, die lediglich die Laborwerte gesehen haben und den Patienten gar nicht zu Gesicht bekamen. Patienten und Therapeuten spüren aber heute

Ein mittelalterlicher Kräutergarten, in dem ein Arzt Heilpflanzen für die Behandlung eines Kranken aussucht

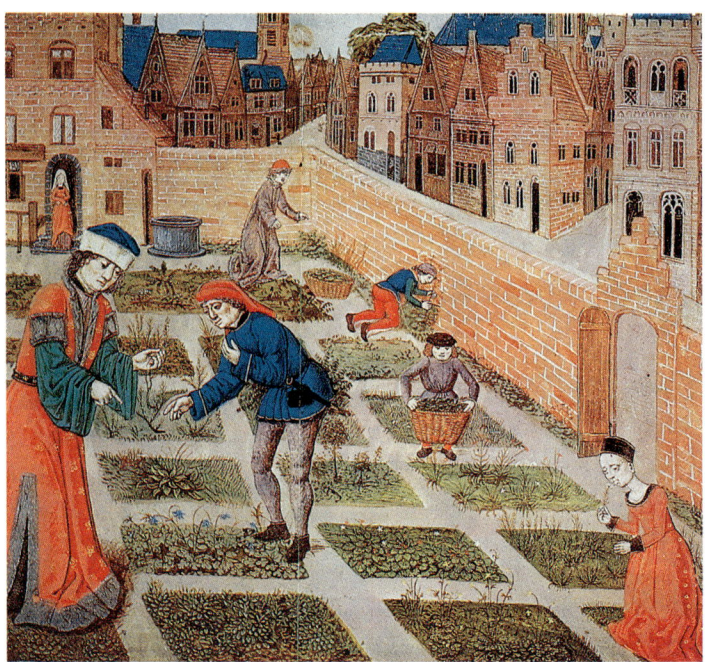

zunehmend, daß hier etwas Grundlegendes versäumt worden ist – man hat einfach vergessen, daß der Mensch als Person wahrgenommen werden muß. Als ganzer Mensch mit Leib und Seele ist er krank oder gesund, und er will auch als ganzer Mensch mit seiner Krankheit angesprochen und behandelt werden.

MERKE:
Sind wir mit uns in Einklang, bleiben wir gesund; sind Seele und Körper in ihrer Harmonie gestört, werden wir krank

2. Gleichzeitig nimmt aber die heilige Hildegard in ihrer ganzheitlichen Betrachtungsweise – über die Körper-Seele-Beziehung hinauszielend – den religiös-sittlichen Standpunkt des Patienten in den Heilungsvorgang mit herein. Und dies ist das grundlegend Unterscheidende zu anderen Therapiearten und auch teilweise zu Therapien der »normalen« Naturheilkunde. Sie sagt, sittliche Fehlhaltungen – bei ihr als »Laster« bezeichnet – seien der eigentliche Grund für Erkrankungen.

Heute bezeichnet man die Ausrichtung auf Gott – bei Hildegard »Tugenden« genannt – als »positives Denken« oder »positive Lebenseinstellung«. Das Ziel ist der innere Frieden, die Einheit mit der Natur, mit sich selbst, mit Gott, die uns das Heil und damit auch die Heilung bringt.

Tugend und positives Denken

3. Die heilige Hildegard von Bingen spricht in ihren Schriften bei der Ernährung immer davon, welche Wirkung ein Lebensmittel oder ein Gewürz auf den menschlichen Körper und somit auf seine Seele und seinen Geist hat. Dabei differenziert sie aber sehr genau zwischen Dingen, die dem einen Menschen guttun und dem anderen schlecht bekommen. Sie nennt dies »Subtilität«.

Aufgrund dieser Subtilität kann man ganz individuell für jeden Patienten einen Speiseplan aufstellen, der dem Kranken neben den Medikamenten und der geistigen Einstellung bei der Ausheilung seiner Beschwerden hilft, schneller und besser mit seiner Erkrankung fertig zu werden und auch geistig an der Krankheit zu reifen – denn hier liegt ja der eigentliche Grund einer Erkrankung. Die Krankheit will mir sagen, daß ich irgendwo irgend etwas verkehrt gemacht habe; sie fordert mich quasi auf, umzukehren und es zukünftig anders zu machen.

Auch Jesus hat bei seinen Wunderheilungen immer wieder gesagt: »Gehe hin und sündige fortan nicht mehr!« Das heißt auch nichts anderes, als daß der Mensch die Ursachen seiner Erkrankungen – ob nun körperlicher oder seelischer Natur – meiden sollte: Beherzigt er dies, wird er künftig nicht mehr krank oder gesundet bei einer schon vorhandenen Krankheit.

Universalmittel und Küchengifte

Von einigen Lebensmitteln, Pflanzen und Gewürzen kann man aber sagen, daß sie grundsätzlich bei allen Personen eingesetzt werden können – in der Hildegard-Heilkunde spricht man dabei von den sogenannten Universalmitteln. Dies sind z.B. Dinkel, Fenchel, Galgant, Quendel, Bertram, Wermut usw. Universalmittel sind also Mittel zum Leben – sprich: Lebensmittel –, die ohne Einschränkung jedem, der sie zu sich nimmt, guttun oder sogar heilend wirken, ohne daß sie irgendwelche negativen Reaktionen bei ihm auslösen können.

Andere Nahrungsmittel – ich schreibe hier wieder bewußt nicht »Lebensmittel« – lehnt sie als nicht bekömmlich völlig ab. Sie nennt sie »schlecht für Gesunde und Kranke«. In der Hildegard-Heilkunde spricht man dann von den »Küchengiften« – ein Wort, das vom Altvater und Erneuerer der modernen Hildegard-Heilkunde, Gottfried Hertzka, geprägt worden ist.

Diese Küchengifte – also die in der Küche verwendeten Nahrungsmittel, die dem Körper mehr schaden als nutzen – sollte jeder Kranke und jeder, der gesundheitlich angeschlagen ist, ausnahmslos meiden, weil sie seine Widerstandskraft schwächen und einen eingeleiteten Heilungsprozeß stark behindern.

Wenn jemand völlig gesund ist oder gesund zu sein scheint, kann er diese Küchengifte maßvoll verwenden, wenn er unbedingt möchte. Er muß sich aber darüber

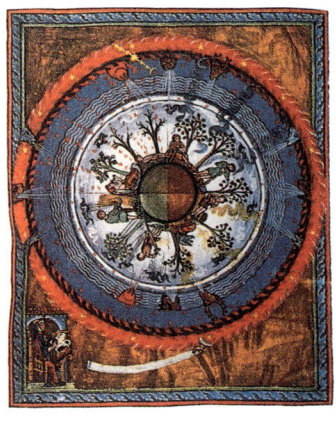

Der Lebenskreis, in dem sich der Mensch bewegt

im klaren sein, daß ihm diese Mittel nicht guttun, langsam, aber sicher seine Gesundheit untergraben und seine Widerstandskraft mindern. Die heilige Hildegard meinte wohl, daß, wenn wir zwei Dinge essen, die dem Körper guttun, und eine Sache, die ihm schadet, die positive Kraft der zwei guten die negative Kraft der einen schlechten ausgleiche. Sie fügt aber hinzu, daß dies nur bei Gesunden zutreffe, nicht bei Kranken. »Einem Gesunden schadet es nicht viel!« heißt es in der Sprache Hildegards.

Was uns guttut und was uns schadet: die positive und die negative Kraft in unseren Lebensmitteln

Küchengifte sind im Frühjahr die Erdbeeren, gegen die immer mehr Leute eine Allergie entwickeln; im Sommer die Pfirsiche; im Herbst die besonders für Patienten mit Atemwegserkrankungen gefährlichen Pflaumen; im Winter der Lauch (Porree). Auch die Heidelbeeren (Blaubeeren) muß man hier mit aufzählen, da sie bei entsprechender Veranlagung oftmals Gichtanfälle auslösen können, ähnlich wie Lauch, besonders wenn er zusammen mit fettem Schweinefleisch gegessen wurde.
Aber auch alle modernen Küchengifte dürfen hier nicht ungenannt bleiben: Hierzu kann man alle cola- und coffeinhaltigen Getränke zählen, die konzentrierten Obstsäfte, speziell aus Südfrüchten, und für manche Leute auch Mineralwasser und alle kohlensäurehaltigen Getränke. Ferner gehören unreif geerntete und auf den Markt gebrachte Früchte dazu, wie z.B. Kiwi und anderes Lagerobst, das in fernen oder nahen Ländern grün geerntet wird und dann langsam in Hallen oder auf dem Transport heranreift. Auch Gurken mit Schalen sind zu den modernen Küchengiften zu rechnen, außerdem alle künstlichen Süßen, Aromen und Farbstoffe in der Nahrung, die H-Milch (in der Schweiz heißt sie »Uperisierte Milch«) und schließlich alle Konservierungsstoffe, von denen wir heute noch nicht einmal eine entfernte Ahnung haben, wie sie sich auf Dauer im menschlichen Körper auswirken.

Die wichtigsten Küchengifte

Man sollte sich beim Kauf von Nahrungsmitteln stets vergegenwärtigen: »Alles, was außerhalb des Körpers lange braucht, um sich zu zersetzen, braucht auch im Körper lange, um für den Stoffwechsel aufgeschlossen zu werden!« Wenn man dies beachtet, kauft man bewußter ein.

Veriditas

Immer wieder spricht die heilige Hildegard in ihren Texten von der »Veriditas«, der »Grünkraft«, die dem Körper zugeführt wird und dem Menschen hilft, mit den Beschwernissen des Lebens fertig zu werden. Diese Grünkraft können wir überall finden, in Speisen wie in Getränken, auch in den Edelsteinen, wo die Grünkraft durch die Übertragung der Schwingung auf den menschlichen Körper positiv einwirken kann. Wir bauen sogar durch unsere positiven Gedanken und unser positives Handeln, wie sie es in den Tugenden beschreibt, diese Grünkraft im Körper auf. Natürlich verlieren wir sie auch wieder durch die Laster.

Für unsere Gesundheit sind nicht nur Vitamine, Mineralien und Spurenelemente wichtig

Nun sind wir ja moderne Menschen, die gewohnt sind, alles, was uns fehlt, in Form einer Pille zu uns zu nehmen: etwa Vitamine und Mineralien, mit denen der Körper durch Fast-food nicht versorgt wird. Aber eine »Veriditas-Pille« gibt es noch nicht, und es wird sie sicher auch niemals geben. Denn Veriditas ist doch etwas mehr als »nur« Vitamine oder Mineralien. Wir bekommen sie nämlich auch durch unsere positive Geisteshaltung zugeführt (und natürlich umgekehrt durch negatives Denken abgezapft). Selbst wenn es diese »Veriditas-Pille« gäbe, würde sie einem »negativen«, also den »Lastern« zuneigenden Menschen nichts nützen, da sie sofort wieder abgebaut würde.

Außerdem würde es uns mit dieser Pille vielleicht ähnlich ergehen wie den Amerikanern. In Amerika ist es üblich, daß viele schon zum Frühstück ihre »notwendigen« Vitamin- und Mineralstofftabletten einnehmen, selbst die Kinder von früh an. Ich nenne dies in der Praxis immer den »Vitaminfimmel«. Wenn man im

Bedarfsfall diese Vitamine und Mineralien in vernünftiger Dosierung dem Körper zuführt, ist ja gar nichts dagegen einzuwenden. Ihr ständiger Konsum aber, noch dazu ohne zwingenden Grund, ist meines Erachtens jedoch entschieden abzulehnen. Dazu ein Beispiel.

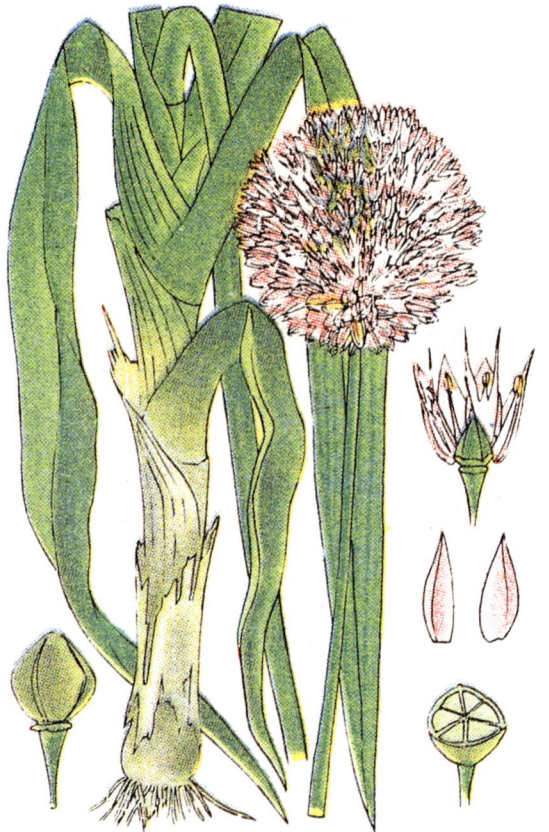

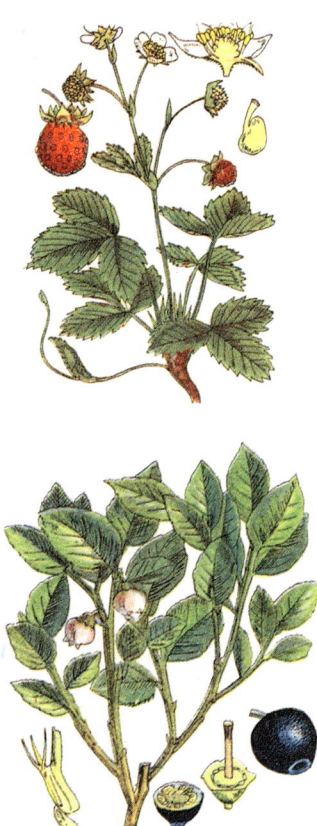

Im Vietnamkrieg wurde eine Gruppe junger amerikanischer Soldaten von ihrer Truppe abgesprengt und damit natürlich auch vom Nachschub. Sie mußten wochenlang im Urwald ausharren und ernährten sich deshalb hauptsächlich von Obst und viel Grünem, also von Substanzen, die reichlich Vitamine und Mineralien enthalten. Als sie später wieder zurückfanden, wurden sie selbstverständlich erst einmal in einem Lazarett eingehend untersucht, und dabei stellte man zum Erstaunen aller einen massiven Vitamin- und Mineralstoffmangel fest.

Die wichtigsten Küchengifte in der Lehre der heiligen Hildegard: Lauch (links), Erdbeere (rechts oben), Heidelbeere (rechts unten)

**Veriditas – die
»Grünkraft« – ist in all
den Nahrungsmitteln
enthalten, die Hildegard
uns empfiehlt**

Jeder fragte sich natürlich, wie so etwas möglich sei, denn sie hatten sich ja fast ausschließlich von Vitamin- und Mineralstoffhaltigem ernährt. Schließlich kam man dahinter: Alle diese jungen Leute waren von Kindesbeinen an mit ihren »notwendigen« Vitamin- und Mineralstofftabletten großgezogen worden. Dabei hatte der Körper die Fähigkeit teilweise verloren, sich diese Stoffe aus der natürlichen Nahrung zu holen, da er sie ja schon in fertiger und leichter zu absorbierender Form täglich zum Frühstück bekam.

Also achten wir darauf, daß wir die Veriditas, die Grünkraft, möglichst auf normale Art und Weise dem Körper und der Seele zuführen, und verfallen wir nicht unbedingt dem Ehrgeiz, eine »Veriditas-Pille« zu entwickeln. Veriditas ist in allen Hildegard-Mitteln und Lebensmitteln in überreichem Maße vorhanden.

**Grünes Licht für
Schwachpunkte**

Patienten, die meditieren oder sich durch Übung im autogenen Training gut konzentrieren können, empfehle ich, die täglichen Übungen bei grünem Licht durchzuführen. Sie können in ihrem Zimmer eine ganz normale Lampe mit einer grünen Glühbirne versehen und bei der Übung mit jedem Atemzug dieses grüne Licht vorstellungsweise in den Körper aufnehmen. In der Vorstellung, die durch die optische Wahrnehmung des grünen Lichts verbessert wird, kann man dann diese Grünkraft an jene Stellen lenken, wo man sie besonders benötigt (die z.B. schmerzen), oder an Organe, die in ihrer Funktionstüchtigkeit eingeschränkt sind. Dadurch kann man die Widerstandskraft enorm steigern und Krankheiten in Körper und Seele ausheilen.

Der Erlöser

Quod homo secreta di ū debet
plus scrutari. quā ipse uult manife

Q uod filiͥ di natͣ in　Stare.
mundo morte sua diabolū supauit
⁊ electos suos ad hereditatē suā re

V erba osce de eade re. Sduxit
Q d corpͣ filii di in sepulchro
p tduu iacens resurrexit. ⁊ homi

ᵛ in uia ueritatis de morte ad uitā
ostensa ē.　　Sdū eos apparuit.

Q d filiͥ di a morte resurgens. di
cipulis suis frequentͣ ad corroboran

Q d filio di ascendente ad pa
tᵉ. sponsa ei duersis ornamͥ fun
　　　　　　　　　　　Sdataē.

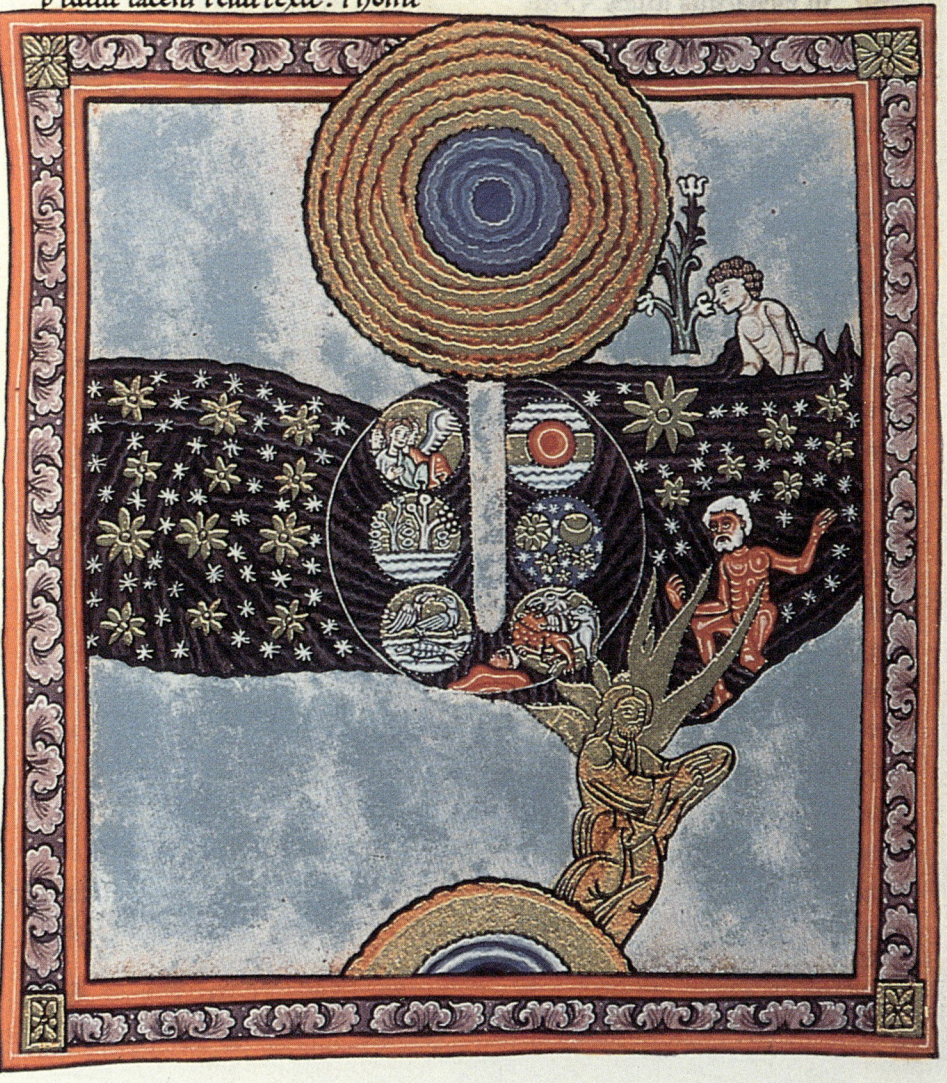

Dinkel

Dinkel heilt wie eine gute Salbe

Zunächst zu den sogenannten Universalmitteln. Universalmittel sind, wie schon erwähnt, alle jene, die jedem zu großem Nutzen gereichen, ohne zu schaden. Man muß sich also über ihre Verträglichkeit keinerlei Gedanken machen.

Gesundheit, die wir essen können: Dinkel

Die Grundlage jeder auf der Hildegard-Heilkunde aufbauenden Therapie ist die Ernährung, und die Basis der Ernährung ist der Dinkel, *Triticum spelta*, Universalmittel Nummer eins in der gesamten Hildegard-Heilkunde. Der kranke Mensch sollte versuchen, langsam seine Kost auf Dinkel umzustellen, das heißt, ihn in die Normalkost mit aufzunehmen. Je schwerer eine Erkrankung ist, desto entschiedener sollte diese Ernährungsumstellung auf Dinkel vorgenommen werden.

Dinkel, das Urgetreide

Dinkel ist das Urgetreide, das schon vor 8 000 Jahren, kurz nach der letzten Eiszeit in Mittel- und Nordeuropa, weit verbreitet war. Weizen kam dagegen »erst« vor zirka 5 000 Jahren aus dem asiatischen Raum nach Europa und verdrängte, dank seiner größeren Erträge, langsam den Dinkel.

Dinkel ist das verträglichste Lebensmittel, das man sich vorstellen kann. Da das Korn durch die Spelzen optimal geschützt ist, können ihm schädliche Umwelteinflüsse, sogar radioaktive Strahlung, kaum etwas anhaben. Nach der Reaktorkatastrophe von Tschernobyl, als ganze Landstriche radioaktiv verseucht waren, konnte man beruhigt Dinkel essen, da das Korn nach der Entspelzung unbelastet war.

Man kann sogar mit Dinkelspelz-Matratzen oder Dinkelspelz-Kissen die schädigenden Wasser- und Erdstrahlen vom Körper abhalten. Es empfiehlt sich allerdings, die Spelzen alle vier bis sechs Jahre gegen neue auszutauschen. Diese Spelzen sind, in Säckchen eingenäht und als Kopfkissen verwendet, sehr gut verwendbar bei Nacken-Schulter-Beschwerden, weil sie sich beim Schlafen optimal den Krümmungen der Halswirbelsäule und des Kopfes anpassen und alle Erschütterungen abfedern.

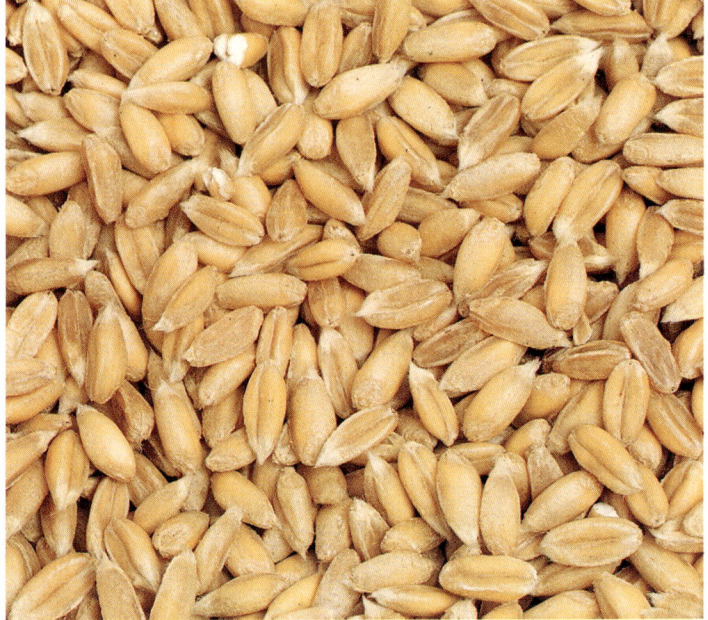

Nach Hildegard ist Dinkel das bekömmlichste Getreide und bildet die Grundlage für eine gesunde Ernährung

Durch den doppelten Spelz ist die Anschmiegsamkeit an die Rundungen der Halswirbelsäule, des Kopfes und der Schulterpartie besser gewährleistet als bei einfachem Spelz. Die Spelzen wirken wie ein weiches, aber sich trotzdem fest anschmiegendes Polster. Das Dinkelspelz-Kissen entkrampft den aufliegenden Körperbereich, so daß die Durchblutung des Kopfes – sowohl Blutzufluß als auch -abfluß – bestens funktioniert. Gleichzeitig wird auch die Abwehrschwelle gehoben – mit positiven Auswirkungen bei Schulter-Arm-Syndromen, Kopfschmerzen bis hin zur Migräne, Nervosität und Schlaflosigkeit, aber auch infolge von Stauungen im Stirn- und Nebenhöhlenbereich bis hin zu Vereiterungen. Wenn man den Spelz dann auch noch als Matratze oder als Matratzenauflieger verwendet, kommt die vorbeugende und heilende Wirkung dem ganzen Körper zugute.

Dinkel ist besonders reich an Nährstoffen; er hilft bei vielen Krankheiten

Durch ihren hohen Silicea-(Kieselsäure-) Gehalt wirken diese Spelzen auch stärkend auf das Bindegewebe und die Haare. Beim Erwärmen der Spelzen durch die Körperwärme in der Nacht und infolge der leichten Körperabsonderung in Form von Schweiß wird dieser Wirkstoff in Spuren über die Haut an den Körper gegeben. Zusammen mit der besseren Durchblutung ist dies dann sicher auch ein Grund dafür, daß manche Patienten sagen, das Dinkel-Kissen bringe eine Besserung bei Haarausfall und Problemen mit der Kopfhaut.

Da Dinkel-Körner und -Produkte im Körper basisch reagieren – im Gegensatz zu allen anderen Getreidearten, die den heute sowieso schon übersäuerten menschlichen Organismus noch belasten –, ist er nicht zuletzt deswegen besonders wertvoll für die menschliche Ernährung. Dinkel enthält in idealer Zusammensetzung Vitamine, organische Mineralien, Spurenelemente, Kohlenhydrate und Fette. Er enthält ferner 13,1 Prozent Eiweiß, also viel mehr als andere Getreidearten. Selbst ein Hühnerei hat nur 12 Prozent. Zusätzlich ist Dinkel auch reich an Ballaststoffen – da jubelt der Darm!

Warum Dinkel so gesund ist

Dinkel ist zur Erhaltung oder Wiederherstellung der Gesundheit bestens geeignet, da er den Verdauungstrakt nicht so belastet wie andere Lebensmittel und weil die Inhaltsstoffe inklusive Eiweiß schon beim Kochvorgang – also unterhalb von 100 Grad Celsius – vollständig für die menschliche Ernährung aufgeschlossen werden. Bei anderen Getreidearten erfolgt die Aufschließung des Eiweißes meist erst beim Backen, also bei Temperaturen über 130 Grad Celsius.

Früher wurde Dinkel oft in den unwirtlicheren Mittelgebirgen angebaut. Der Ortsname »Dinkelsbühl« in Franken zeugt heute noch davon. Er gedeiht auch noch in Lagen über 1 000 Meter Höhe und besitzt – wie einmal jemand auf einer Tagung schnippisch sagte – die Unverschämtheit, keine Dünge- und Spritzmittel zu vertragen.

Dinkel war früher ein Armeleuteessen, und so wie viele dieser alten, einfachen Gerichte taucht jetzt auch der Dinkel auf Speisekarten als teure »Spezialität« in Feinschmeckerrestaurants wieder auf. Gut so, denn Dinkel ist wirklich eine Spezialität, die ihresgleichen sucht.

Schwierig wird es nur nach der Ernte, da die Körner sehr fest in ihren Spelzen hängen; doch inzwischen wurden eigens Maschinen zum Entspelzen entwickelt. Freilich muß man genau den richtigen Reifezeitpunkt abpassen, da sonst beim überreifen Getreide die Körner leicht schon auf dem Feld herausfallen und man dann nur noch das sprichwörtliche »leere Stroh« drischt.

Aus diesem Grunde erntete man oft schon vor der vollen Reife und reifte das noch grüne Dinkel-Korn anschließend künstlich auf der Darre nach. Es kam dann unter dem Namen »Grünkern« in den Handel, und in manchen Geschäften wird der Eindruck erweckt, als ob dies eine andere Getreideart sei. Dem ist nicht so. Das am Halm gereifte Korn ist aber wegen der natürlichen Reifung in den letzten entscheidenden Wochen viel vollwertiger und verträglicher als Grünkern. Man vergleiche nur einmal einen Apfel frisch vom Baum und einen im Lagerhaus künstlich gereiften, das wäre dasselbe. Grünkern ist und bleibt eben unreif geernteter Dinkel.

Die ideale Krankenkost

Dinkel sollte in jeder Form die Grundlage der Krankenkost sein, egal, ob bei Magen-Darm-Störungen, Stoffwechselerkrankungen oder Allergien. Selbst bei psychischen Erkrankungen kann man Dinkel als Basistherapie anwenden, da er den psychischen Aufheller L-Tryptophan enthält.

Die heilige Hildegard von Bingen schreibt über den Dinkel:

»Der Dinkel ist das beste Getreide, und er ist warm und fett und kräftig, und er ist milder als andere Getreidearten, und er bereitet dem, der ihn ißt, rechtes Fleisch und rechtes Blut, und er macht frohen Sinn im Gemüt des Menschen. Und wie auch immer die Menschen ihn essen, sei es in Brot, sei es in anderen Speisen, er ist gut und mild.
Und wenn einer so krank ist, daß er vor Krankheit nicht essen (kauen) kann, dann nimm die ganzen Körner des Dinkels und koche sie in Wasser, unter Beigabe von Fett oder Eidotter, so daß man ihn wegen des besseren Geschmacks gern essen kann, und gib das dem Kranken zu essen, und es heilt ihn innerlich wie eine gute und gesunde Salbe.«

Das L-Tryptophan, das der Dinkel in ganz natürlicher Weise enthält, ist als künstlich hergestelltes L-Tryptophan in den letzten Jahren in Verruf geraten. Es wurde vom Ausland eingeführt, und bei einigen Chargen kam es zu negativen Reaktionen, die zum Teil tödlich verliefen. Daraufhin wurde es bei uns zu Recht in dieser Art verboten. Man fand schließlich heraus, daß es aus teilweise genmanipulierter Hefe hergestellt worden war. Bei der Produktion dieser Hefe entstanden Verunreinigungen, die sich im Medikament in der Reinform tödlich auswirkten.

Aber auf solche Experimente mit künstlich hergestellten Medikamenten braucht sich ein Hildegard-Freund ja gar nicht einzulassen: Er ißt ganz einfach Dinkel und führt damit seinem Organismus L-Tryptophan in einer gut verträglichen und nicht verunreinigten Form als psychischen Aufheller zu.

Die heilige Hildegard drückt dies sehr bescheiden aus, indem sie sagt, daß Dinkel »frohen Sinn im Gemüt des Menschen macht«.

Dinkel ist sehr vielseitig verwendbar. Man kann das Dinkel-Mehl als Kuchen, Brot, Brötchen oder Pfannkuchen verbacken. Man kann aber auch Suppen oder Brei mit dem Mehl, den Flocken oder dem Grieß zubereiten oder ganze Körner wie Reis in Salzwasser oder einer Gemüsebrühe kochen. Hildegard-Freunde verwenden dafür natürlich eine Gemüsebrühe ohne das Küchengift Lauch, die sogenannte Hildegard-Gemüsesuppe, die es als Fertigprodukt über die Hildegard-Vertriebe gibt. Man kann Dinkel süß oder salzig zubereiten, je nach Geschmack. Man sollte ihn aber unbedingt nur in Wasser kochen und nicht in Milch. Wenn man Milch mitverwenden möchte, z.B. bei einem Dinkel-Grießbrei, dann sollte man diese erst nach dem Kochvorgang in Wasser dazugeben: Also erst mit Wasser kochen und dann die Milch hineingeben.

Seit einiger Zeit wird sogar ein wohlschmeckendes Dinkel-Bier hergestellt, das es sicher schon zu Lebzeiten Hildegards gegeben hat, aber im Laufe der Jahrhunderte in Vergessenheit geraten ist. Es schmeckt recht gut und ist sehr bekömmlich.

MERKE:
Der seelische Aufheller – das L-Tryptophan – »macht frohen Sinn im Gemüt des Menschen« und kommt Gesunden wie Kranken zugute.

Bei sehr kranken Menschen und bei Kleinkindern oder Säuglingen mit Magen-Darm-Störungen und Blähungen sollte man neben Fenchel-Tee auch eine Dinkel-Brühe geben. Man kocht dazu die ganzen Körner unter Zugabe von sehr wenig Salz und Gewürzen – vor allem Bertram – aus und gibt nur die Flüssigkeit dem Kranken zu trinken. »... und es heilt ihn innerlich wie eine gute und gesunde Salbe«, sagt uns die heilige Hildegard dazu. Findige Mütter haben die Dinkel-Brühe mit Fenchel-Honig gesüßt. Deshalb wird diese süße Brühe oder der »Dinkel-Tee«, wie manche Mütter sagen, von den Kleinsten natürlich viel lieber angenommen.

**Dinkel-Brühe
für die Kleinen**

Die Dinkel-Suppe, die mit Gemüse und den Gewürzen Salz, Galgant, Bertram und Quendel gekocht wird, hat sich sowohl in der Krankenkost als auch bei den Fastenkursen nach der heiligen Hildegard bestens bewährt. Hier wird das Gemüse abgeseiht und nur die reine Suppe gegeben. Da sie basisch ist, wirkt sie wie eine Wohltat auf einen übersäuerten Magen. In der Aufbauphase nach dem Fasten oder wenn es dem Kranken schon etwas besser geht, kann man das Gemüse durchpassieren und mit der Suppe geben oder es als ganze Stücke mit den Körnern in der Suppe lassen. Dadurch haben auch die Zähne wieder etwas mehr Arbeit.

Der Name der sogenannten Holländischen Fastenkur mit Dinkel rührt von ihrer ersten Erprobung in Holland her. Sie geht über sechs Wochen. Man ißt dabei jeden zweiten Tag dreimal täglich nur Dinkel in irgendeiner Form mit Gemüse – also ganz vegetarisch – und trinkt zwischendurch jede Menge Fenchel-Tee. Alle Reizstoffe wie Kaffee, Schwarztee, Tabak usw. sollten an diesen Tagen gemieden werden, ebenso Eiweiß (außer dem Eiweiß im Dinkel und in den verschiedenen Gemüsearten natürlich). Jeden zweiten Tag dazwischen kann man dann ganz normal essen, was man will.

**Die Holländische
Fastenkur**

Mit dieser Kur hat vor Jahren ein Mann in Holland von 136 Kilogramm in vier Monaten zirka 40 Kilogramm abgenommen. Durch die radikale Umstellung auf Dinkel-Kost kommt es – da für den Körper ungewohnt – zu einer vollständigen Stoffwechselveränderung und zu einer Gewichtsreduktion. Wenn jemand allerdings schon Dinkel regelmäßig ißt, bleibt dieser Effekt natürlich aus. Aber die meisten Hildegard-Anhänger haben sowieso kaum Übergewicht, da durch die regelmäßige Zuführung dieser Kost sich nur wenig überschüssiges Fett ansetzen kann.

MERKE:
Durch seine wärmende und kreislaufstabilisierende Kraft hilft Dinkel bei hohem wie bei niedrigem Blutdruck

Dinkel enthält verschiedenartige Kohlenhydratarten, so daß beim Verdauungsvorgang ständig etwas davon an das Blut abgegeben wird. Dadurch wird immer nur relativ wenig Insulin auf einmal verbraucht. Man nennt dies die »Bio-Verfügbarkeit«, also die kontinuierliche Abgabe von Kohlenhydraten. Bei einem Weizen-Weißbrot aus raffiniertem Mehl oder bei weißem Zucker werden alle Kohlenhydrate fast schlagartig freigesetzt, überschwemmen das Blut und erfordern hohe Mengen an Insulin. Wenn dieses dann verarbeitet ist, kommt es nach kurzer Zeit zu Heißhungerattacken, weil das Insulinangebot im Blut noch zu hoch ist. Diese extremen Schwankungen kann man durch Dinkel-Kost vermeiden.

Nach einer Dinkel-Mahlzeit kommt es durch dieses langsame Aufschließen zu einem relativ lange anhaltenden Sättigungseffekt. Davon profitieren besonders Diabetiker, die mit Dinkel oftmals unter Kontrolle ihres Arztes ihre Insulin- und Medikamentendosen langsam senken können und nicht mehr so hohen Blutzuckerschwankungen ausgesetzt sind, was sich sehr positiv auf die Gefäße auswirkt. So wirkt Dinkel im Körper schonend erwärmend und kreislaufstabilisierend, sowohl bei hohem als auch bei niedrigem Blutdruck.

Wie unverwüstlich dieses Urgetreide ist, kann man aus folgendem ersehen:

Ein Hildegard-Freund baute zehn Jahre lang an ein und derselben Stelle in seinem Garten Dinkel an, ohne zu düngen, ohne zu spritzen, ohne weitere Bodenbearbeitung oder Bodenverbesserung und stets mit dem Saatgut der letzten Saison. Es wurde also immer wieder

von den soeben geernteten Körnern ein kleiner Teil aus-
gesät, der größere Rest wurde gegessen.

Wenn man dies mit irgendeinem anderen Getreide,
einer Kreuzung oder einer Züchtung machte, befände
sich nach diesen zehn Jahren wahrscheinlich fast kein
Körnchen mehr in den Ähren, und das Stroh wäre auf
einen Bruchteil der ursprünglichen Länge geschrumpft.

Nicht so beim Dinkel. In diesen zehn Jahren warf er
fast immer denselben Ertrag ab, die Körner hatten die
gleiche Größe, und auch die Halme wurden unverändert
knapp zwei Meter hoch. Leichte Ertragsschwankungen
gab es nur infolge von Witterungseinflüssen, ein Beweis
dafür, daß es sich hier wirklich um eine echte Urart von
Getreide handelt und nicht um eine Kreuzung mit
irgendeinem anderen Korn.

Dinkel – anspruchslos und ertragreich

*Nicht nur dem kranken Menschen tut Dinkel gut,
sondern auch den kranken Tieren. Eine Apothekerin
pflegte ihren vom Tierarzt als »todkrank« bezeichneten
Hund mit gekochtem Dinkel gesund, und durch diesen
Erfolg ermutigt, zog sie dann den nächsten Hund
gleich mit Dinkel groß. Beide sollen später gestreikt
haben, als sie versuchte, ihnen irgend etwas anderes
unter das Fleisch zu mischen als Dinkel.*

*Eine Patientin erzählte, daß sie der kranken Katze der
Nachbarin gekochte Dinkel-Körner gegeben habe, die
diese mit großem Appetit fraß. Daraufhin wurde die
Katze innerhalb kurzer Zeit wieder gesund und erhielt
ihr seidig glänzendes Fell zurück.*

*Ein Hildegard-Freund füttert seine Hühner nur mit
Dinkel und sagt, seitdem seien seine Hühner nicht
mehr krank gewesen; ihre Eier seien groß, kräftig und
schmeckten sehr gut – ebenso wie später das Huhn
selbst.*

Dinkel hilft auch den Tieren

In einem alten Pflanzenbuch mit dem Titel: »NEU
VOLLKOMMEN KRÄUTERBUCH« von Jacobus Theo-
dorus Tabernaemontanus aus dem Jahre 1731 kann
man über Dinkel, der dort »Speltz« oder »Dünckel«

heißt, für uns recht Interessantes nachlesen. Dort steht unter »Innerer Gebrauch der Speltz und Speltzenmähls«:

Innerer Gebrauch der Speltz und Speltzenmähls

»*Auß dem Speltzenmähl machet man herrliche Breylein nicht allein vor die Gesunden / sondern auch vor die Krancken / die bereitet man mit Mandelmilch / mit Kühe oder andere Milch / Fleisch-Hüner und Kapaunenbrühen / wie es die Gelegenheit geben will. Solche Breylein müssen aber sehr wohl gekocht seyn / die sind nutzlich in den Kranckheiten der Brust und Lungen / dienen wider den Husten und die Lungensucht oder Schwindsucht / sind auch fast heilsam in allen Bauchflüssen.*
In der Lungensucht (also der TBC) *soll man solche Breylein mit Geißmilch zurichten / und damit sie in dieser Schwachheit umso dienlicher seyn mögen / soll man die Geiß mit lauter Speltz füttern und erhalten / und sie sonst nichts anderes essen lassen.*«

Dieser Abschnitt des Buches hat sehr viel Ähnlichkeit mit den Lehren der heiligen Hildegard. Auch sie sagt, daß bei Lungenerkrankungen Ziegenmilch (oder Geißmilch) eine außerordentlich heilende Wirkung habe, und in modernen Lungenheilanstalten werden heute Patienten mit Ziegenmilch behandelt. Vom Dinkel kennen wir diese Heilkraft auch, und daß dann die Ziegenmilch noch wirksamer ist, wenn die Ziegen ausschließlich mit Dinkel gefüttert werden, kann man sich gut vorstellen.

Interessant ist die Kombination von Dinkel und Ziegenmilch in einem über 250 Jahre alten Kräuterbuch: War dies nun alte Volksheilkunde in jener Zeit, oder haben hier die Lehren der heiligen Hildegard schon irgendwie eingewirkt? Wir wissen es nicht, denn im Autorenverzeichnis dieses Buches habe ich die heilige Hildegard umsonst gesucht.

Thiocyanat im Dinkel – Gesundheit ist eßbar!

Wenn man über Dinkel schreibt, sollte man auch unbedingt über das Thiocyanat im Dinkel sprechen; das ist eine gebundene Blausäure.

Der beste Erforscher des Thiocyanats ist Dr. Weuffen von der Ernst-Moritz-Arndt-Universität in Greifswald in der ehemaligen DDR. 95 Prozent aller Arbeiten über Thiocyanat auf der ganzen Welt tragen seinen Namen, da er sich seit dem Jahre 1947 damit intensiv beschäftigt.

Nach seinen Angaben enthalten alle Pflanzen und alle Tiere dieses Thiocyanat. Es gibt keinen lebenden Organismus auf der Welt, in dem kein Thiocyanat gefunden würde. Selbst im Meerwasser ist dieser lebensnotwendige Stoff in geringen Mengen enthalten. Je mehr davon dem Körper zugeführt wird, desto stabiler ist sein Gesundheitszustand. Thiocyanat wirkt auf die einzelne Zelle und somit auf den ganzen Körper. Die Funktion der Zelle wird durch Thiocyanat positiv angeregt. Das ist besonders wichtig für den Immunschutz.

Freie Blausäure ist ein Gift, aber in dieser gebundenen Form ist sie lebensnotwendig. Blausäure (Cyanin) wird im Körper durch Verbindung mit Schwefel zu Thiocyanat. Thiocyanat regt das ganze Immunsystem an, speziell im wichtigen Darmbereich. Vor allem dort hat es eine entgiftende Funktion. Es ist kein Gegengift. Die Zelle, die durch ein Gift geschädigt ist, kann diesem mit Hilfe des Thiocyanats entgegenarbeiten und sich dadurch regenerieren.

In der normalen Körperflüssigkeit sind zwei bis drei Milligramm Thiocyanat pro Liter Serum enthalten. Der Körper versucht diesen Spiegel immer aufrechtzuerhalten. Bei körperlicher Belastung, bei Streß, einer Infektion oder irgend etwas, was dieses Gleichgewicht stört, erhöht sich diese Menge innerhalb kürzester Zeit auf zehn bis 20 Milligramm, in besonders belastenden Situationen sogar bis auf 25 Milligramm Thiocyanat pro Liter Serum. Je besser dieser Vorgang im Körper funktioniert, desto stabiler ist das körperliche Abwehrsystem.

MERKE:
Thiocyanat ist lebensnotwendig; es wirkt entgiftend und stärkt die körperliche Abwehrkraft

Im Speichel und im Magen eines gesunden Menschen ist dieses Thiocyanat in sehr hoher Konzentration ständig vorhanden, und zwar zwischen zehn und 40 Milligramm. Es sorgt dafür, daß die Abwehr gegen schädigende Stoffe schon dort im Magen beginnt. 60 Prozent des Thiocyanats entnimmt der Mensch seiner täglichen Nahrung, und 40 Prozent synthetisiert der Organismus selbst. Wäre letzteres nicht der Fall, könnte der Körper seinen Thiocyanatspiegel nicht so konstant halten.

Im Gegensatz zum Fast-Food ist der thiocyanatreiche Dinkel ein guter Schutz vor Infektionen

Laut Weuffen verfügten die aus Gefangenschaft heimkehrenden Soldaten nach 1945 über fast kein Thiocyanat mehr im Körper. Sie erholten sich aber sehr schnell, wenn ihnen neben der entsprechenden Nahrung auch Thiocyanat in Form von Medikamenten zugeführt wurde.

Im Dinkel ist dieses Thiocyanat in hohem Maße enthalten, in sehr viel höherem als in allen anderen Lebensmitteln. Deshalb ist Dinkel für die Gesundung von Kranken wie zur Gesunderhaltung von Gesunden äußerst wichtig – gerade heute, denn durch unsere weitverbreitete einseitige, thiocyanatarme Fast-food-Ernährung kommt es zu Abwehrschwäche und größerer Infektanfälligkeit als bei einer normalen oder Dinkel-Ernährung. Die Konservierungsstoffe – die ja zu den modernen Küchengiften gehören – in der Industrienahrung töten auch die Abwehrstoffe im Darm ab und zerstören dort das lebensnotwendige Thiocyanat.

Gesundheit ist also eßbar. Die heilige Hildegard und ihre Ernährungsheilkunde – in der ja der Dinkel die größte Rolle spielt – beweisen dies einwandfrei!

Tiere, die nach einer künstlich gesetzten Infektion den höchsten Thiocyanatspiegel hatten, bauten auch die meisten Antikörper gegen Krankheitserreger auf und hatten die Krankheit am schnellsten überwunden. In der ehemaligen DDR wurden in den landwirtschaftlichen Produktionsgenossenschaften (LPGs) mit diesem Thiocyanat immer wieder Großversuche in der Tierzucht durchgeführt.

Thiocyanat im Tierversuch

Ein Beispiel: 800 Kälber, die bei der Geburt 50 Kilogramm wogen, wurden 100 Tage lang mit Thiocyanat behandelt und wogen dann 102 Kilogramm und nicht 100 wie die Tiere in der Vergleichsgruppe ohne Thiocyanat, die sich zudem in einem schlechteren gesundheitlichen Zustand befanden. Die Massenzunahme bei einem Jungtier ist das beste Zeichen für seinen Gesundheitszustand. Auch lagen bei den mit Thiocyanat behandelten Tieren die allgemeinen Kosten für Medikamente und die Tierarztkosten weit unter dem Durchschnitt der Vergleichstiere, was ganz deutlich auf ihre stärkere Widerstandskraft hinweist.

Dinkel-Gofio – geröstetes »Gold«

Die Ureinwohner der Kanarischen Inseln nannten die in einer Eisenpfanne gerösteten Getreidekörner »Gofio«. Die Körner wurden unter ständigem Rühren geröstet, dann zu Mehl und/oder Schrot weiterverarbeitet und schließlich verbacken oder gekocht. Manchmal wurden sie auch »roh« als ganze Körner gegessen.

   Ähnliches weiß man aus Tibet zu berichten, wo die Gersten-Körner geröstet und zerstampft und anschließend mit dem gesalzenen Buttertee als Nationalgericht »Tsampa« zubereitet werden. Auch die römischen Legionäre haben ihren Weizen, den sie als Marschverpflegung mitführten und meist während ihrer Gewaltmärsche aßen, geröstet und so schneller und besser verdaulich gemacht.

Rösten läßt Getreide besser verträglich werden – schon die alten Römer wußten das

Rösten kann und sollte man auch Dinkel-Körner. Durch Erhitzen werden sie für die menschliche Ernährung vollständig aufgeschlossen – speziell das darin enthaltene Eiweiß; sie sind jetzt keine »Rohkost« mehr. Aus den grobgemahlenen Körnern kann man dann ein leichtverdauliches Frischkornmüsli zubereiten.

So können Sie sich Ihr Gofio selbst herstellen:

Zur Herstellung von Gofio nimmt man eine Pfanne (kein Fett!), gibt die ganzen, trockenen Dinkel-Körner hinein und erhitzt sie einige Minuten lang unter ständigem Rühren mit einem Holzlöffel, bis sie goldgelb werden. Dabei knackt und knistert es ständig, weil die Körner durch das Erhitzen auseinandergehen und zum Teil sogar etwas aufplatzen. Wenn man vorher und nachher Menge und Gewicht der Körner miteinander vergleicht, stellt man fest, daß die Körner durch den Flüssigkeitsverlust um drei bis fünf Prozent leichter geworden sind, aber gleichzeitig um drei bis fünf Prozent an Volumen zugenommen haben. Körner, die dabei eine zu starke Dunkelfärbung annehmen, kann man aussondern und später beim Dinkel-Kaffee mitverwenden.

Rezept für Dinkel-Kaffee

2–3 Teelöffel gemahlener Dinkel-Kaffee, 1/2 Liter kochendes Wasser, Milch

Für den Dinkel-Kaffee werden die Körner ebenso wie für Gofio geröstet (aber mit etwas stärkerer Hitze dunkelbraun), dann grob vermahlen und zu Kaffee verarbeitet. Man gibt **2–3 Teelöffel gemahlenen Dinkel-Kaffee** *in einen Topf, übergießt das Mahlgut mit zirka* **1/2 Liter kochendem Wasser,** *läßt es dann 3 Minuten aufkochen und danach noch einige Minuten ziehen. Mit etwas* **Milch** *schmeckt der Dinkel-Kaffee vorzüglich.*
Er ist ein basisches Getränk, das besonders dem übersäuerten Magen guttut.

Aber zurück zum Gofio: Man läßt die goldgelb gerösteten Dinkel-Körner nach dem Erhitzen in einer Porzellanschüssel ganz auskühlen, wobei man mit einem Holzlöffel umrührt, und gibt sie nach völligem Erkalten in ein luftdicht schließendes Gefäß mit Schraubverschluß zur Aufbewahrung und späteren Weiterverarbeitung.

Man kann sich ruhig einen Vorrat davon rösten. Durch das Rösten werden die Körner sogar haltbarer.

Die heilige Hildegard von Bingen läßt uns unter dem Kapitel »Rohkost« wissen, daß sie von Rohkost und »rohen Körnern« in der Ernährung des Kranken absolut nichts hält, weil ihm dies mehr schade als nütze.

Man muß allerdings klar unterscheiden zwischen dem, was man allgemein als »Rohkost« bezeichnet, und dem, was Hildegard darunter versteht: Für sie ist alles Rohkost, was entweder nicht gekocht ist oder was nicht durch Gewürze, Weinessig und Kräuter für die menschliche Ernährung bekömmlich gemacht wurde. Das heißt also: Die rohe Mohrrübe, aus der Hand gegessen, ist für Hildegard Rohkost; dieselbe Mohrrübe, in rohem Zustand geraspelt und roh als Salat mit Gewürzen, Kräutern, Weinessig und Öl angemacht, ist nach ihrem Verständnis keine Rohkost mehr.

Was ist Rohkost?

Von den rohen Körnern sagt sie, daß sie für Gesunde nicht gut seien und Kranke daran sogar Schaden nehmen könnten. Deshalb ist die Vorverarbeitung der rohen Körner zu Gofio eine akzeptable Alternative. Man braucht dann auf seine bisherigen Gewohnheiten, z.B. auf das Frischkornmüsli am Morgen, nicht zu verzichten und kann sich trotzdem gesund ernähren.

Viele Leute, die rohe Körner essen und einen niedrigen Blutdruck haben, klagen oft über kalte Hände und Füße, gegen die Medikamente nur sehr wenig und auch nur vorübergehend helfen können. Wenn sie aber ihr Frischkornmüsli aus gerösteten und grobgemahlenen Dinkel-Körnern zubereiten, bekommen sie nach kurzer Zeit warme Hände und Füße ohne Zuhilfenahme irgendeines Medikaments – ein weiterer Beweis dafür, daß Gesundheit eßbar ist, wie uns die heilige Hildegard immer wieder lehrt.

Dies konnte man sich bislang nicht so recht erklären. Inzwischen hat man entdeckt, daß rohes Getreide in sehr hohem Maße Phytinsäure enthält. Die Phytinsäure

Gerösteter Dinkel erspart uns Medikamente gegen zu niedrigen Blutdruck – erst heute wissen wir, warum

Gofio schützt den Aufbau der Knochen – besonders wichtig für Heranwachsende und Osteoporosegefährdete

ist ein Nahrungsbestandteil, den man hauptsächlich in rohen Getreidekörnern und auch in rohem Dinkel findet. Im Verdauungstrakt verbindet sich diese Phytinsäure mit den anderen Mineralien zu Komplexsalzen und vermindert dadurch deren Aufnahme vom Darm in den Körper, speziell die Aufnahme des Calciums.

Infolge der verminderten Aufnahme organischer Mineralstoffe kann sich der Knochenzustand enorm verschlechtern, speziell in Phasen, in denen der Körper viel Calcium benötigt – also immer dann, wenn etwas aufgebaut werden muß. Das ist in der Wachstumsphase des menschlichen Körpers der Fall, also in der Kindheit und in der Jugend; dann bei Frauen während der Schwangerschaft, in der sie für den Knochenaufbau des Fetus viele gutverträgliche Mineralstoffe benötigen, und später ab einem gewissen Alter bei der Osteoporose, wenn der Knochenabbau stärker vonstatten geht als der Knochenaufbau. Kommt dann noch eine solche Resorptionsstörung hinzu, kann sich der Zustand dramatisch verschlechtern.

Phytinsäure befindet sich hochkonzentriert in jedem rohen Getreide, wird aber durch Erhitzen – also durch Verkochen, Verbacken oder die Vorverarbeitung zu Gofio – so weit reduziert, daß sie ihre Wirkung nur noch bedingt entfalten kann.

Hieraus resultiert wahrscheinlich der Umstand, daß man bei Veganern – also bei Vegetariern, die keinerlei tierisches Eiweiß zu sich nehmen, daher auch auf calciumreiche Milch und alle Milchprodukte verzichten – immer wieder Fälle von Osteoporose antrifft. Frischkornmüsli aus rohem Getreide verschlimmert den Knochenschwund noch. Wenn sie es aber aus Gofio herstellen, ist die Phytinsäure reduziert und dadurch auch die Calcium-Resorptionsstörung beseitigt.

Die heilige Hildegard von Bingen teilte uns dies schon – wenn auch mit anderen Worten – vor über 800 Jahren mit, und die moderne Wissenschaft kann heute ihre Aussagen nur noch bestätigen. Deshalb meinte Gottfried Hertzka einmal, daß die heilige Hildegard für einige Nobelpreise gut sei. In unserem Zusammenhang kann man dem nur zustimmen.

Es muß nicht immer Braten sein

Nun aber ein paar ganz praktische Verwendungsmöglichkeiten der Dinkel-Körner.

Frischkornmüsli am Morgen wurde eben im Abschnitt »Gofio« vorgestellt. Hier sollte jeder so verfahren, wie er es bisher gewohnt war. Man kann Obst und/oder Gemüse unter den grobgeschroteten Gofio mischen, ganz nach Belieben, sollte aber am Abend zuvor die geschroteten Körner in etwas Wasser einweichen, damit sie über Nacht quellen können. Wahlweise kann man auch Trockenobst dazugeben. Das frische Obst und die Milch – heiß oder auf Zimmertemperatur erwärmt – rührt man dann kurz vor dem Essen unter die aufgequollene Masse. Ob man das Müsli süß oder salzig zubereitet, ist Geschmackssache.

Fit für den Tag – Gofio-Rezepte aus der Hildegard-Küche, die gesund und schmackhaft sind

Wer am Morgen lieber gleich etwas Warmes zu sich nehmen möchte, kann natürlich den über Nacht eingeweichten **Gofio-Schrot** *am Morgen noch verdünnen und aufkochen. Würzen kann man nach Geschmack, aber es sollte immer ein Hildegard-Gewürz mit dabei sein, z.B.* **1 Prise Galgant, Bertram** *oder* **Quendel.**
Man kann auch die ganzen Körner in einer Gemüsebrühe kochen – eine ideale Beilage zum (Lamm-) Braten oder zum Gemüse, kein bloßer Reis-Ersatz, sondern viel besser und bekömmlicher als dieser.

**Gofio
zum Frühstück**

*Gofio-Schrot
1 Prise Galgant,
Bertram oder
Quendel*

Hier noch zwei kerngesunde Rezepte. Sie sind speziell für Leute gedacht, die etwas abnehmen wollen oder sollen, aber auch für alle, die Probleme mit der Darmentleerung haben. Natürlich empfehlen wir sie unseren Lesern ganz allgemein, die neugierig geworden sind und wissen wollen, wie Dinkel überhaupt schmeckt und wie man ihn zubereiten kann.

Die gekochten ganzen Körner sollten allerdings sehr intensiv gekaut werden; dadurch kommt der gute, herzhafte und nußartige Geschmack erst richtig zur Geltung. Außerdem sagt man ja auch »Mahlzeit«, wenn man sich zum Essen setzt, und nicht »Schlingzeit«. Früher meinten die Alten: »Gut gekaut ist halb verdaut!« Dies gilt heute ebenso, und dies sollte man bei jedem Essen beherzigen.

Dinkel-Körner und Fenchel mit Käse Überbacken	*Dies ist ein sehr schmackhaftes Essen; es sättigt, ohne den Verdauungstrakt allzu stark zu belasten. Man kann es ohne weiteres Gästen vorsetzen; zudem erlaubt es ihnen einen kleinen Einblick in die »Hildegard-Küche«.*
Dinkel-Körner (zirka 40–60 Gramm pro Person) fertige Gemüsebrühe Fenchel Salz Galgant Bertram Quendel Fenchel-Kraut Käsescheiben Paprika Mutterkümmel-Pulver Butterflöckchen »hildegardisierter Wein« Wasser	*Eine entsprechende Menge* **Dinkel-Körner (zirka 40–60 Gramm pro Person)** *wird in einer* **fertigen Gemüsebrühe** *im Schnellkochtopf 20–30 Minuten gekocht. Parallel dazu kocht man den* **Fenchel,** *ebenfalls in einer* **fertigen Gemüsebrühe,** *setzt diesen aber 10 Minuten später auf, weil der Fenchel schneller weich wird und Körner und Gemüse zur gleichen Zeit fertig sein sollen.*

Die beiden Brühen gießt man zusammen, schmeckt sie noch etwas ab mit **Salz, Galgant, Bertram** *und* **Quendel,** *gibt das grüne* **Fenchel-Kraut,** *das man vor dem Kochvorgang abgeschnitten hat, kleingehackt hinein und reicht diese Suppe nun als ersten Gang zur Anregung der Magensäfte.*

Die fertigen Dinkel-Körner werden portionsweise auf die Teller verteilt, der gekochte Fenchel wird darübergelegt, mit **Käsescheiben** *bedeckt, mit* **Paprika** *und* **Mutterkümmel-Pulver** *bestreut. Einige* **Butterflöckchen** *daraufgeben und im Ofen nochmals zirka 5 Minuten überbacken.*

Dazu reicht man einen **»hildegardisierten Wein«,** *das heißt, man bricht die Säure des Weines, indem man eine sehr kleine Menge* **Wasser** *dazugibt.* **1 Eßlöffel Wasser pro Glas Wein reicht schon.** *Der Wein wird dadurch für den Magen bekömmlicher und sehr oft aromatischer.*

Die **ganzen Dinkel-Körner** *werden in leichgesalzenem* **Wasser** *oder, noch besser, in einer* **fertigen Gemüsebrühe** *im Schnellkochtopf zirka 20–30 Minuten gekocht und abgeseiht. Wenn man sie einige Stunden vorher in etwas Wasser einweicht, werden sie schneller weich. Das muß aber nicht unbedingt sein. Die gekörnte Gemüsebrühe (bekommt man im Reformhaus oder in den Hildegard-Vertrieben), in der die Dinkel-Körner gekocht wurden, genießt man als leichte Vorsuppe, um den Magen anzuwärmen und die Verdauungssäfte anzuregen.*

Die noch warmen Körner werden dem mit **Weinessig, Öl** *und* **Gewürzen** *angemachten Salat zugegeben, untergehoben, mit dem Salat etwas zerdrückt und einige Minuten stehengelassen, damit die Körner auch von dem Geschmack der Salatsauce etwas annehmen können. Der Salat sieht dann zwar nicht mehr ganz so schön aus, aber er schmeckt vorzüglich und bringt den Darm auf Trab. Trotz geringer Kalorienzufuhr fühlt man sich ausreichend gesättigt.*

Man kann aber auch die ganzen Dinkel-Körner mit Gewürzen und Kräutern als Salat anmachen. Der Dinkelkörner-Salat schmeckt ebenfalls vorzüglich.

Dinkel-Kopfsalat

ganze Dinkel-Körner
Salzwasser
fertige Gemüsebrühe
Weinessig
Öl
Gewürze

Die Hauptgewürze der Hildegard-Heilkunde

Galgant

Galgant, *Alpinia officinarum Hance,* gehört zur Familie der Ingwergewächse, der *Zingiberaceae.* Das scharf-aromatisch schmeckende Pulver mit angenehm würzigem Duft, das aus den etwa zehn Jahre alten getrockneten Wurzeln hergestellt wird, ist das am meisten verwendete Medikament, aber auch Gewürz in der Hildegard-Heilkunde. Es enthält bittere Flavonderivate und Gerbstoffe, Scharfstoffe wie Alpinol und Galangol und einige ätherische Öle. Gegenanzeigen und Nebenwirkungen sind bisher noch keine bekanntgeworden, aber wegen seiner Schärfe kann man Galgant auch kaum überdosieren.

Die Heimat der Pflanze ist Thailand, die Insel Hainan und die Halbinsel Leitschou, beide im heutigen Südchina. Auf der Seidenstraße kam sie schon zu Zeiten der Römer in den Mittelmeerraum. Heute wird sie nicht nur in ihrer ursprünglichen Heimat in Kulturen gezogen, sondern auch in Ostindien, in Japan und auf den Antillen.

Wie man den Worten der heiligen Hildegard entnehmen kann, ist Galgant also ein »Supermittel«, um es einmal ganz modern auszudrücken. Dabei betrifft Hildegards Aufzählung der Heilwirkungen nur Galgant pur. Wenn man Galgant mit anderen Stoffen mischt, läßt sich die Palette der positiven Wirkungen auf den menschlichen Organismus noch beträchtlich erweitern.

Galgant, als Pulver in der Küche verwendet, ist auch ein Hauptbestandteil von Curry-Mischungen und gibt, neben anderen scharfen Gewürzen, dieser Mischung einen Teil seiner typischen Schärfe. Auch die indonesische Küche verwendet sehr viel Galgant, was dem indonesischen Nationalgericht Nasi-goreng, einer Reis-Speise, die mit Gemüsen, Obst, Pilzen und Fleisch garniert ist, seine Schärfe verleiht.

Galgant-Pulver, in Tablettenform gepreßt, wird in der Hildegard-Praxis als äußerst schnell wirkendes Herzmittel bei allen Zuständen von Schwindel, Schwäche und Schmerzen, die vom Herzen kommen, eingesetzt, also auch bei krampfartigen Herzbeschwerden wie der Angina pectoris.

- *Entzündungshemmend und ausheilend*
  nach Entzündungen
- *Krampflösend auf alle Organe und Gefäße,*
  auch bei pseudoepileptischen Anfällen
- *Normalisierend auf die Herzfunktion –*
  sowohl das Herzschlagvolumen als auch
  die Herzfrequenz werden gesenkt.

Wirkungen des Galgants auf einen Blick

Patienten, die regelmäßig Galgant in Tablettenform nehmen, brauchen wenig oder gar keine Nitropräparate mehr und vermeiden dadurch auch den sogenannten Nitrokopfschmerz. Gottfried Hertzka und andere, die seit Jahren mit der Hildegard-Heilkunde arbeiten, verwenden schon lange die Galgant-Tabletten, auch und gerade in der Notfallmedizin – mit bestem Erfolg.

Da Galgant auch massiv entkrampfend auf den Verdauungstrakt einwirkt, werden bei regelmäßigem Gebrauch alle Ursachen von Schmerzen oder Krämpfen, die vom Magen-Darm-Bereich oder von der Galle herrühren, langsam ausgeschaltet. Bei einer akuten Gallenkolik bewirkt Galgant allerdings nur noch wenig, da muß mit anderen, stärker wirkenden Mitteln vom Arzt oder Heilpraktiker Abhilfe geschaffen werden. Aber bei regelmäßiger Anwendung kommt es nur noch selten zu solchen Zuständen.

Da Galgant wie Pfeffer schmeckt, ist dieses Medikament pur nicht für jedermann geeignet. Kinder und sehr empfindliche Menschen können dann auf den Galgant-Honig, den es mit fünf, zehn, 20 und 30 Pro-

MERKE: Galgant, das »Supermittel«, ist Gewürz und Medikament zugleich. Sogar bei Notfällen wird er mit Erfolg angewendet

Galgant: eines der wichtigsten Mittel in der Hildegard-Heilkunde

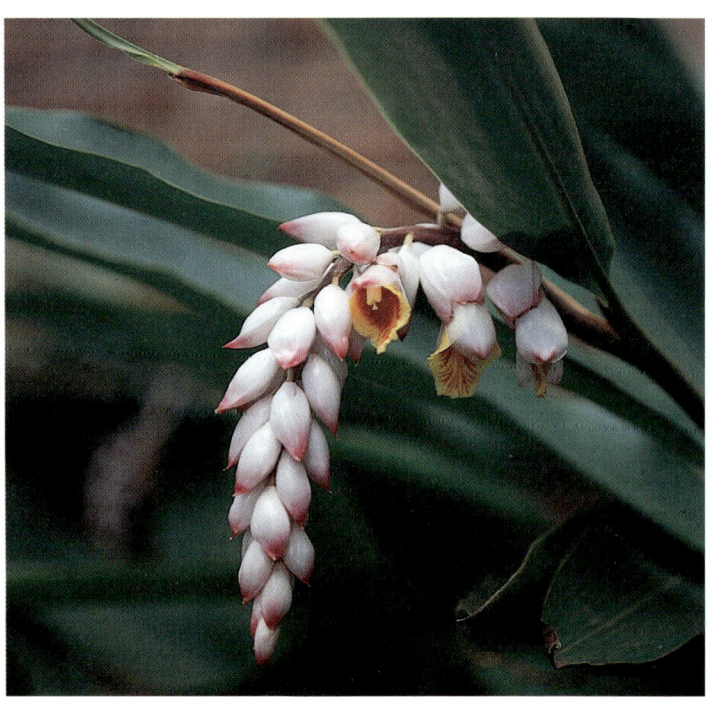

So können Sie sich Ihren Galgant-Honig selbst herstellen:

zent Galgant-Anteil im Handel gibt, zurückgreifen. Den Galgant-Honig kann sich aber auch jeder ganz leicht selbst herstellen, indem er je nach Geschmack eine bestimmte Menge Galgant-Gewürzpulver in flüssigen – eventuell im Wasserbad auf 30 Grad Celsius leicht erwärmten – Honig einrührt. Von diesem Galgant-Honig sollte man bei Bedarf ein- bis dreimal täglich drei bis vier Messerspitzen aufs Brot streichen. Dies hilft gegen Durchblutungsstörungen, Krämpfen aller Art und auch bei schweren Erschöpfungszuständen nach überstandenen Infektionskrankheiten.

In ihrem Buch »Geheimnisse der Kloster-Medizin« schreibt Antje-Katrin Kühnemann, bekannt durch die Sendung »Sprechstunde« im Bayerischen Fernsehen, über Galgant und Pfeffer folgendes:

»Der modernen Labormedizin gelang jetzt eine überraschende Entdeckung: Sowohl Galgant als auch Pfeffer enthalten tatsächlich herzwirksame Stoffe. Ein darin befindliches ätherisches Öl kann die Verklumpung jener Blutplättchen verhindern, die beim Herzinfarkt an einer geschädigten Gefäßwand ein Blutgerinnsel, einen Thrombus, bilden und so ein Herzgefäß verschließen können.«

Damit werden die von der heiligen Hildegard von Bingen vor über 800 Jahren aufgestellten Indikationen durch moderne Labortechniken rundum bestätigt. Die genannten Wirkungen sind sicher auch der Grund dafür, daß es im asiatischen Raum, wo die scharfen Curry-Gewürzmischungen mit Galgant zum täglichen Verzehr gehören, relativ wenige Herz-Kreislauf-Erkrankungen und Herzinfarkte gibt.

Wie kürzlich in der Zeitung zu lesen stand, enthalten Extrakte von Lemongras und Galangawurzel – dies ist der hier beschriebene Galgant –, die für Duftöle verwendet werden, nach den neuesten Forschungen amerikanischer Wissenschaftler krebshemmende Substanzen. Diese Substanzen stimulieren im Körper das entgiftende Enzym GST, das somit die Zellen nicht nur vor Umweltschäden, sondern auch vor Krebs schützen kann. Im Tierversuch wurde bewiesen, daß die Wirkstoffe aus dem Lemongras Leber und Darm und die Wirkstoffe aus der Galangawurzel Leber, Darm und Lunge vor Krebs schützen.

Galgant schützt vor Krebs

Galgant wirkt auch entkrampfend auf die Kopfgefäße. In einigen Fällen hirnbedingter Krampfanfälle, vom Neurologen als solche festgestellt, erzielten die Patienten durch regelmäßigen Galgant-Genuß über einen längeren Zeitraum langsam, aber sicher Besserung, teilweise sogar Heilung.

Auch bei Viruserkrankungen unterstützt Galgant die Heilung. Man löst Galgant-Tabletten oder Galgant-Honig in frischem Wasser auf. Kinder bekommen den Galgant-Honig in kaltem Himbeerwasser gelöst zu trinken (kalt heißt natürlich Zimmertemperatur). Auf keinen Fall darf das Himbeerwasser warm sein: Dies verursacht Brechreiz, wie jeder aus seinem Erste-Hilfe-Kurs sicher noch weiß.

Galgant – unübertroffen durch seine heilungsfördernde Wirkung bei Viruserkrankungen

Durch diese Galgant-Gaben wird das Fieber erträglicher und klingt schneller ab, ohne abgeblockt zu werden. Aber auch die unangenehmen Nachwirkungen einer Virusinfektion werden gelindert, die Zeit der Rekonvaleszenz verkürzt sich. Nach der Ausheilung ist der Kranke sofort wieder vollständig körperlich und geistig einsatzfähig.

Bei einer Gürtelrose im Anfangsstadium sollte man Galgant in Wasser auflösen und dieses Galgant-Wasser sowohl trinken als auch zur Befeuchtung von Umschlägen verwenden, mit denen die Bläschen bedeckt werden. Wenn dies sofort gemacht wird, kann die Gürtelrose innerhalb von zehn Tagen ausheilen. Diese Methode hilft allerdings nur, wenn die Bläschen der Gürtelrose noch nicht eingetrocknet sind. Im fortgeschrittenen Stadium muß man zu homöopathischen Mitteln greifen, unterstützt durch Blutegeltherapie, Cantharidenpflaster und Vitamin B12, das in solchen Fällen oral eingenommen oder in die Nervenwurzeln, von denen die Gürtelrose ausgeht, injiziert wird.

Auch bei akuten Rückenschmerzen sollte man mit Galgant eingreifen. Ein Teelöffel geschnittene Galgant-Wurzeln werden hierbei in einem Viertelliter Wein ein bis drei Minuten kräftig gekocht und abgeseiht. Davon trinkt der Patient dann jeden Tag ein bis zwei Gläschen warm. Der Schmerz bessert sich mit jedem Schluck. Man muß hier allerdings eine kleine Einschränkung machen: Rückenschmerzen, die ganz oder teilweise durch Ausstrahlungen innerer Organe erzeugt werden – was häufiger vorkommt, als allgemein angenommen wird –, werden durch den warmen Galgant-Wein sehr positiv beeinflußt, ebenso Verkrampfungen der Muskulatur; Rückenschmerzen hingegen, die ausschließlich durch eine Verkantung eines oder mehrerer Wirbelkörper verursacht werden oder sogar durch einen Vorfall der Bandscheibe, sprechen auf Galgant nur relativ wenig an. Hier muß man sich durch den Orthopäden, einen Chiropraktiker oder sogar durch einen Chirurgen helfen lassen.

Darüber hinaus haben Galgant-Anwender im Laufe der Jahre einige weitere Vorzüge entdeckt. Galgant ver-

Galgant hilft bei:

- *hirnbedingten Krampfanfällen*
- *Viruserkrankungen*
- *Gürtelrose*
- *Rückenschmerzen*
- *Hitzewallungen der Wechseljahre*
- *Halsschmerzen*

Täglich ein bis zwei Gläschen Galgant-Wein – und verkrampfte Rückenmuskeln können sich wieder entspannen

mindert oder beseitigt auch die Hitzewallungen der Wechseljahre. Durch die Entkrampfung der Gefäße können die »Wallungen« nicht ihre volle Wirkung erzielen. Dies empfinden natürlich viele Frauen im kritischen Alter als sehr angenehm. Zusätzlich kann man hier aus der Hildegard-Heilkunde noch die Weinraute als Kraut oder in Tablettenform mit einsetzen.

Eine Galgant-Tablette, abends eingenommen, vermindert oder beseitigt das Schnarchen – allerdings nur, wenn keine anatomischen Veränderungen im Nasen-Rachen-Raum vorhanden sind. In solchen Fällen müßte der Hals-Nasen-Ohren-Arzt medikamentös oder eventuell operativ regulierend eingreifen.

Galgant für Schnarcher

Amerikanische und finnische Wissenschaftler haben übrigens vor einigen Jahren festgestellt, daß Schnarcher viel eher zum Herzinfarkt neigen als Nichtschnarcher. Da laut Hildegard Galgant bei »Schmerzen in der Brust, im Herzen und in der Milz« gegeben wird – den Vorboten eines Herzinfarktes, der Angina pectoris –, liegt man mit der Hildegard-Heilkunde wieder einmal goldrichtig.

Personen mit Halsschmerzen berichteten, daß diese sich nach dem Lutschen von zwei bis drei Galgant-Tabletten oftmals schlagartig gebessert hätten. Auch bei der Gallenmigräne mit einseitigen Kopfschmerzen hat sich Galgant, im akuten Fall alle 15 bis 30 Minuten eingenommen, bestens bewährt. Wenn man allerdings nach Abklingen der Schmerzen eine Tasse Kaffee trinkt, setzt die Migräne sofort sehr heftig wieder ein und läßt sich dann auch mit Galgant nicht mehr vertreiben.

Galgant ist ein Gewürz und Medikament aus der Hildegard-Heilkunde, das heute aus vielen Haushalten gar nicht mehr wegzudenken ist. Viele verwenden Galgant einfach in ihrer Küche als wohlschmeckendes Gewürz und betreiben so auf natürliche Weise Prophylaxe. Er hat eine gewisse Schärfe, die aber im Gegensatz zu anderen scharfen Gewürzen nicht durstig macht.

Als wohlschmeckendes Gewürz genutzt, ist Galgant die beste Gesundheitsvorsorge

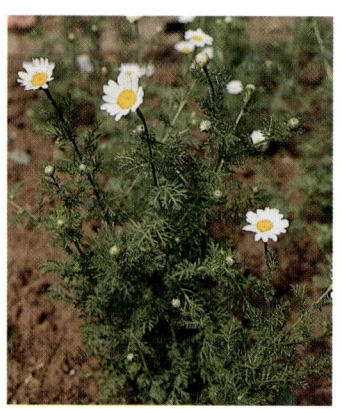

Bertram, schon im Altertum als Heilmittel bekannt, schmeckt mild und würzig

Bertram

Bertram ist ein Wärme und mildes Klima liebendes Kraut, das zirka 30 Zentimeter hoch wird und doppelt fiederspaltige Blätter sowie eine weiße, kamillenähnliche Blüte hat. Der deutsche Bertram, *Pyrethrum roseum*, ist in klimatisch begünstigten Gegenden auch heute noch in Deutschland wild anzutreffen, wenn auch relativ selten. Für die Heilkunde wird die getrocknete Wurzel verwendet.

Wegen der sehr viel stärkeren Wirkung aber wird heute meist nur noch der römische Bertram, *Anacyclus pyrethrum*, verwendet, der rund um das Mittelmeer wächst. Er ist auch wesentlich ertragreicher; deshalb wird er in klimatisch geeigneten Gegenden in Kulturen angebaut.

Bertram zum Schnupfen

Bertram sollte als Medikament regelmäßig bei Verschleimungen der Nase und der Nebenhöhlen genommen werden, da er den »Schleim im Kopf« mindert. Ein findiger Hildegard-Freund aus Oberbayern kam sogar auf die Idee, daß man – wenn er den Schleim aus dem Kopf zieht – eigentlich Bertram auch schnupfen könnte. Sein Versuch wurde ein voller Erfolg. Seither gehört bei Nebenhöhlenerkrankungen das Schnupfen von Bertram mit zur Verordnung – neben den anderen Therapien natürlich.

Bertram war schon im Altertum ein anerkanntes Heilmittel. In den Schriften des griechischen Arztes Dioskurides, der zwischen 20 und 90 n. Chr. lebte, wird Bertram als Heilmittel gegen Epilepsie erwähnt. Später erscheint Bertram (*Radix Anacycli pyrethri*) häufig als Teil von Rezeptmischungen gegen Krämpfe aller Art.

Nach der ausführlichen Beschreibung der Wirkungen durch die heilige Hildegard ist es eigentlich für jeden fast ein Muß, auch dieses Gewürz in die Hildegard-Küche mit aufzunehmen, besonders dann, wenn er versucht, seine Kost auf Dinkel umzustellen, denn Bertram gehört wie die Hildegard-Standardgewürze Galgant und Quendel zur Basistherapie.

Auch bei schlechten Blutwerten, egal, welcher Art, und bei mangelhafter Verdauung sollte Bertram dem Essen beigemengt werden. Je schlechter es einem Patienten geht, desto dringender notwendig ist dieses Gewürz.

Man kann Bertram mit seiner angenehm milden Schärfe, die einen erfrischenden Nachgeschmack im Mund zurückläßt, überhaupt als »Geschmacksverbesserer« bezeichnen.

Bei Fastenkursen kommt es immer wieder vor, daß Teilnehmer nachts aufwachen und einen dicken, zähen, schmutzigen Schleim im Mund haben. Dies bewirkt der Bertram in der Fastensuppe, da er ja die üblen Säfte herauszieht – eine tolle Reinigung des Kopf- und Nebenhöhlenbereichs.

Auch kommt es während des Fastens oftmals zu schnupfenartigen Ausflüssen aus der Nase, obwohl die Betreffenden keine Erkältung haben – ebenfalls ein natürlicher Reinigungsprozeß.

Im Großen Madaus wird Bertram übrigens auch als »Speichelflußwurzel« bezeichnet. Ich finde, besser kann man die Wirkung dieses großartigen Medikaments und Gewürzes nicht ausdrücken.

Die heilige Hildegard schreibt über den Bertram (verkürzt):

»*Für einen gesunden Menschen ist er gut, weil er die Fäulnis in ihm mindert, das gute Blut vermehrt und einen klaren Verstand bereitet. Auch den Schwerkranken bringt er wieder zu Kräften und schickt nichts unverdaut aus dem Menschen hinaus. Wer viel Schleim im Kopf hat und Bertram oft ißt, dem mindert er diesen Schleim. Oft genossen vertreibt er Brustfellentzündung, bereitet reine Säfte und macht die Augen klar. Wie auch immer er genommen wird, ist er nützlich und gut, sowohl für Kranke als auch für Gesunde. Wer ihn oft ißt, dem vertreibt er die Krankheit und verhindert, daß er krank wird. Daß er beim Essen im Mund Speichel auslöst, kommt davon, daß er die üblen Säfte herauszieht und die Gesundheit zurückgibt.*«

Quendel

Quendel ist nichts anderes als der Feldthymian, *Thymus serpyllum*, der in ganz Europa überall dort zu Hause ist, wo der Boden mager, sauer und steinig ist. Er bevorzugt aber eine sonnige Lage. Die runden oder vierkantigen Stengel, je nachdem, welche der 40 verschiedenen Arten man gerade vor sich hat, sind verschieden behaart, werden zwischen zehn und 40 Zentimeter lang und schmiegen sich meist dem Boden an. Die kleinen rosaroten bis blauroten Blüten bilden einen kugeligen oder länglichen Blütenstand. Quendel wächst unter den eben genannten Voraussetzungen in ganz Mitteleuropa zuhauf; viele Hildegard-Freunde sammeln ihn von Juni bis September, trocknen ihn oder bereiten aus den frischen Blüten eine Salbe.

Quendel sollte bei allen Erkrankungen der Haut jedem geschmacklich geeigneten Essen und Gebäck beigegeben werden, natürlich zusammen mit Bertram und Galgant. Das Essen bekommt dadurch eine ganz neue Geschmackskomponente. Gäste kann man damit, quasi durch die Hintertür, auf die Hildegard-Heilkunde aufmerksam machen. Der Anwendungsbereich von Quendel in Speisen und Gebäck bezieht sich nach Hildegard aber auch auf Gehirnleere – also auf Durchblutungsstörungen des Kopfes, speziell nach geistiger Überanstrengung.

Hildegard-Freunde kennen die Quendel-Plätzchen. Diese sind ganz normale Plätzchen, denen man eine beliebige Menge Quendel-Pulver – je nach persönlichem Geschmack – beigemischt hat. Wenn jemand zermürbt und ausgelaugt von der Arbeit heimkommt, kann er mit ein paar Quendel-Keksen und einem Gläschen Hildegard-Herzwein seinen »leeren Akku« wieder aufladen.

Zur äußerlichen Behandlung von kleineren Hauterkrankungen sollte man den frischen Quendel – den alle Hildegard-Freunde zu diesem Zweck kurz vor Neumond ernten, wegen der größeren Saftergiebigkeit der Pflanze –, zerstoßen und mit Butter vermischt, zu einer Salbe bereiten, die auf die beschädigten Hautbezirke aufgetragen wird.

Bei Müdigkeit und Erschöpfung läßt sich der leere »Akku« mit Quendel-Keksen schnell wieder »aufladen«

Ein interessantes Beispiel für die doppelte innere und äußerliche Reinigungswirkung des Quendel bietet ein Rezept aus der russischen Volksheilkunde. Dort verwendet man Quendel-Tee bei Alkoholabhängigen zur Entwöhnung und Entgiftung. Man überbrüht dazu täglich zwei ganze Eßlöffel des zerkleinerten, getrockneten Quendel-Krautes mit einem Viertelliter kochendem Wasser, läßt es einige Minuten ziehen und filtert es ab. Von diesem sehr starken Tee sollte der Süchtige mindestens zwei bis drei Wochen lang alle zwei bis drei Stunden tagsüber einen Teelöffel voll einnehmen.
Die Reaktionen der so behandelten Alkoholiker sind sehr unterschiedlich: Die einen bekommen davon Durchfall und starken Harndrang, die anderen einen regelrechten Ekel vor jeglichem Alkohol, verbunden mit starker Übelkeit, die bis zum Erbrechen führen kann. Stets kann man auch Hautreaktionen beobachten, die als Entgiftungssymptom zu bewerten sind. Diese Kur hilft selbst bei schwerer Alkoholabhängigkeit, da sie den Körper (die Leber) total zu reinigen scheint.

Quendel für Alkoholiker

Im Frankenwald gehört der Quendel zu den alten Volksheilmitteln. Von alters her wird Babys mit Milchschorf Quendel-Tee eingeflößt, auch die Speisen werden mit Quendel zubereitet. Außerdem werden sie täglich in einer Quendel-Abkochung, die man dem Badewasser zugibt, gebadet und mit frisch zerquetschtem Quendel, mit Butter vermischt, eingerieben. Der Milchschorf und alle übrigen Hauterkrankungen heilen bei den so behan-

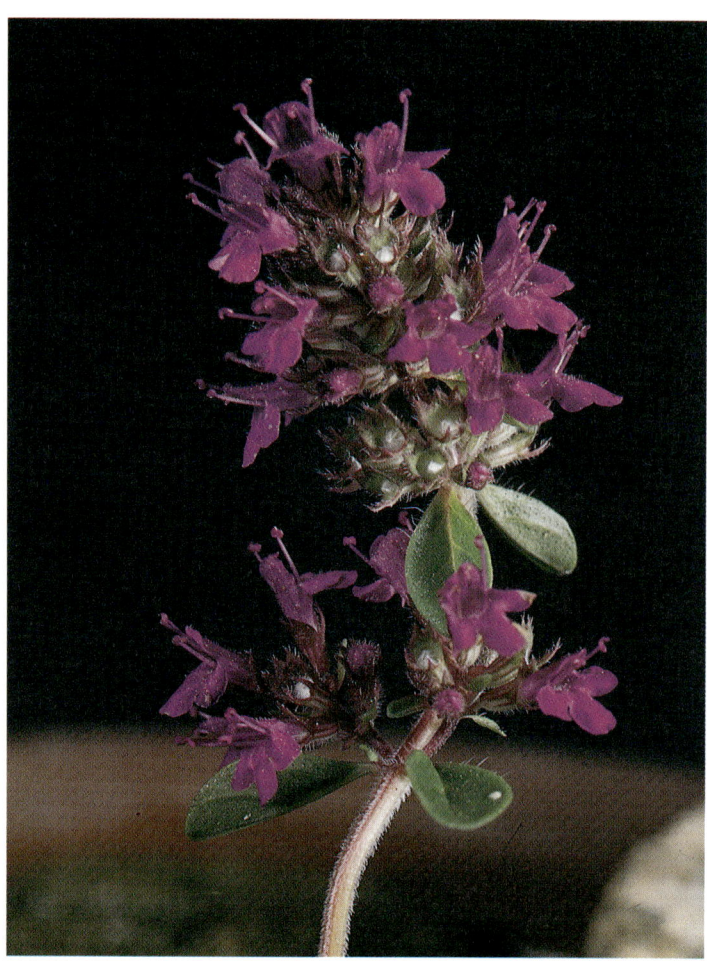

Quendel - der Feld-thymian – ist die dritte Pflanze, die uns die heilige Hildegard immer wieder empfiehlt

delten Kindern meist vollständig aus, und sie haben in ihrem späteren Leben selten Hautprobleme. Unbeantwortet muß freilich die Frage bleiben, ob das alte Heilrezept auf Hildegard zurückgeht oder sich einer anderen Tradition verdankt.

Die Standardgewürze Galgant, Bertram und Quendel bringen zusammen eine köstliche, etwas exotisch anmutende Geschmacksnote in jedes Essen, vorausgesetzt, man überwürzt nicht mit einem der drei. Gerade das harmonische Würzen ist ja das tiefe »Geheimnis« einer jeden guten Küche, zu der wir natürlich auch die Hildegard-Küche zählen.

Herzwein – das Kreislaufmittel überhaupt

Da die alten Römer den Wein von Italien mit über die Alpen brachten und deutsche Zungen und Gaumen verwöhnten, andererseits der in Deutschland selbst angebaute Wein weniger Süße hatte, wurde es in unseren Landen damals üblich, ihn mehr als Gewürzwein, gesüßt mit Honig und abgeschmeckt mit exotischen Gewürzen und Kräutern, zu trinken.

Wenn man irgendeine Krankheit in sich verspürte, fügte man dem Wein heilende Kräuter und Gewürze bei und hatte so einen Medizinwein, wie es ihn heute noch teilweise gibt; in der Schulmedizin findet er allerdings kaum mehr Verwendung.

Erst durch die heilige Hildegard wurde der warme Medizinwein wieder in die Naturheilkunde richtig eingeführt; er ist oftmals viel wirksamer als der kalte. Die einzigen Arten warmen Medizinweins, die wir kennen, sind der Glühwein in der Adventszeit, der Jagertee in den Skigebieten der Alpen und der Grog mit Rum (eventuell auch mit Zitrone) im norddeutschen Raum. Auf diese Getränke greift man auch bei Erkältungskrankheiten zurück, wobei die Geheimnisse des richtigen Würzens für Heilzwecke aber kaum noch beachtet werden – hauptsächlich geht es dabei um das Heiße und um den Alkohol. Zu Hildegards Zeiten spielte der Alkohol bei weitem nicht die Rolle wie heute, sondern man achtete mehr auf die Heilwirkung.

Gerade ältere Patienten schätzen Herzwein sehr. Viele bereiten ihn sich selber regelmäßig zu und verdanken ihm ihr besseres Wohlbefinden und daß sie auf manches Medikament mit Nebenwirkungen verzichten oder es zumindest reduzieren können – natürlich nach Rücksprache mit ihrem behandelnden Arzt.

Medizinwein – Wein, der mit heilenden Kräutern versetzt wurde – ist ein bewährtes Mittel aus der Volksmedizin

Die heilige Hildegard schreibt über die Petersilie:

»Wer im Herzen, in der Milz oder in der Seite Schmerzen hat, koche Petersilie in Wein, füge etwas Essig und genug Honig bei, seihe es durch ein Tuch und trinke es oft, und es heilt ihn.«

Hildegards Zeilen über die Petersilie bilden das Rezept für den mittlerweile berühmt gewordenen Herzwein nach der heiligen Hildegard von Bingen.

Gewürze im Herzwein

Da die Gewürze meist erst beim Erwärmen oder Erhitzen ihren Geschmack voll entfalten, kochte oder erwärmte man den Wein früher oft zusammen mit den Gewürzen. Die Gewürze waren damals sehr teuer, speziell die, die über die Seidenstraße und den Mittelmeerraum auf teilweise abenteuerlichen Wegen zu uns kamen. Es war auch eine Sache des Ansehens und des Reichtums, so viele Gewürze wie möglich in den Wein zu geben, um damit kundzutun, daß man sich so etwas leisten konnte. Mancher schoß dabei über das Ziel hinaus, so daß z.B. durch zu große Mengen Pfeffer – der ja damals mit Gold aufgewogen wurde und ein Zeichen von großem Wohlstand war – der Wein fast ungenießbar wurde.

Rezept für Herzwein

zirka 8–10 große Stengel frische Petersilie
1 Liter guter Weißwein
1–2 Eßlöffel reiner Weinessig
80–100 Gramm reiner Bienenhonig
1 Teelöffel reiner Alkohol

Der Wein sollte möglichst in einem größeren Kochtopf mit Deckel gekocht werden, da sonst zuviel Flüssigkeit verdampft und man einen Herzwein-Extrakt bekommt.
Man nehme **zirka 8–10 große Stengel frische Petersilie,** *natürlich mit allem grünen Kraut, aber ohne die Wurzel, zerschneide sie grob und gebe sie in einen Topf. Darin wird nun die Petersilie in* **1 Liter gutem Weißwein** *(Patienten mit Magenproblemen oder auch sehr nervöse Leute sollten eventuell Rotwein nehmen) zusammen mit* **1–2 Eßlöffeln reinem Weinessig** *– je nach Geschmack und Süße des Weines – zirka 10 Minuten kräftig durchgekocht. Es ist wichtig für die Wirkung, daß wirklich* **reiner** *Weinessig genommen wird und kein Weinessigverschnitt. Unsere Nachbarn in den Mittelmeerländern verwenden immer reinen Weinessig. Das gibt ihren auch bei uns so beliebten Speisen den besonderen*

Geschmack. Reiner Weinessig ist viel bekömmlicher, da er im Gegensatz zum normalen Essig im Körper basisch reagiert.
Beim Kochen des Herzweins muß man gut aufpassen! Er muß immer wieder, möglichst mit einem Holzlöffel, umgerührt werden, da er stark schäumen kann!
Nach dem ersten Kochen fügt man etwa **80–100 Gramm reinen Bienenhonig** *(vom Imker) hinzu und läßt das Ganze nochmals bei kleiner Flamme zirka 4–5 Minuten köcheln. Bei dieser geringen Menge Honig können auch Diabetiker den Herzwein ohne weiteres trinken. Sie sollten sich allerdings, wenn sie nur gewisse Broteinheiten zu sich nehmen dürfen, mit ihrem Hausarzt absprechen. Wer möchte, kann natürlich etwas mehr Honig dazugeben – besonders Patienten mit Neigung zu Unterzucker –* **maximal aber 300 Gramm** *zuzüglich zu der genannten Mengenangabe. In diesem Fall sollte man auch* **etwas mehr Weinessig** *dazugeben, damit die Süße nicht überhandnimmt.*
Noch heiß wird der Absud sorgfältig abgeseiht, eventuell durch ein Leinentuch abgepreßt und warm in gutgereinigte Flaschen mit Schraubverschluß abgefüllt, die sofort verschlossen werden. Die Flaschen sollten vor dem Abfüllen mit **1 Teelöffel reinem Alkohol** *ausgeschwenkt werden; den Alkohol sollte man als Haltbarmacher in der Flasche lassen.*

**Rezept
für Herzwein**

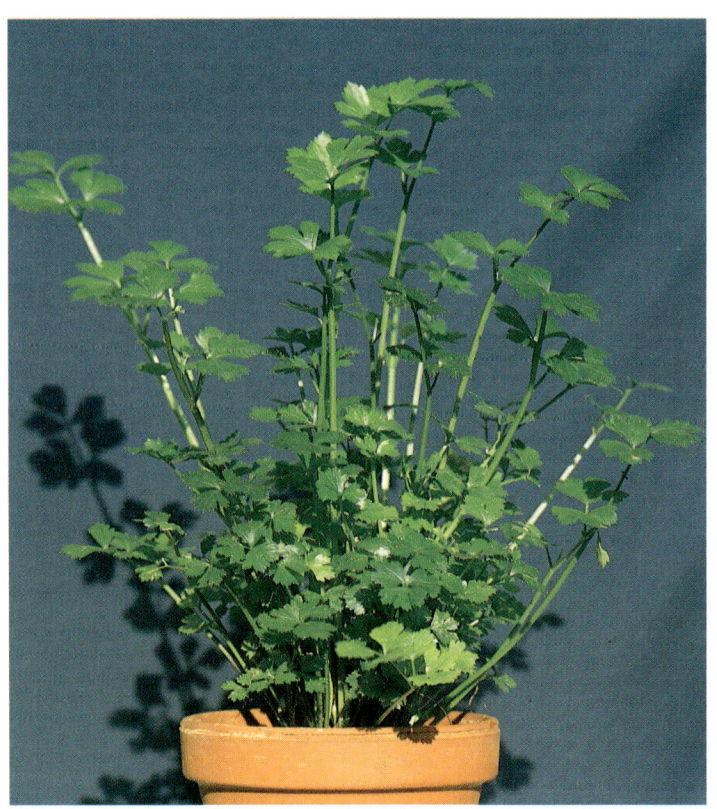

*Die Petersilie ist
wichtiger Bestandteil
des berühmten Herzweins
der heiligen Hildegard*

Bei Beschwerden sollte man zwei- bis dreimal pro Tag – bei Bedarf öfters – einen Eßlöffel oder ein kleines Schnapsstamperl voll einnehmen. Dieser Herzwein kann auch unbedenklich über längere Zeit oder regelmäßig eingenommen werden. Es ist aber darauf zu achten, daß man ihn – wie alle Medizinweine – niemals eiskalt trinkt. Er sollte immer etwas im Mund behalten und darin angewärmt werden, dann wirkt er viel besser. Die spezifischen Wirkstoffe werden durch die Mundschleimhäute aufgenommen und können so besser und schneller zur Wirkung kommen. Auch kann man den kalten Herzwein aus dem Kühlschrank in einem Glas erwärmen, indem man es mit heißem Wasser auffüllt.

Bei Neigung zu Unterzucker sollte man den Herzwein unbedingt am Vormittag gegen zehn Uhr noch einmal extra einnehmen! Dadurch wird der Kopfschmerz, der oft zwischen zehn und zwölf Uhr vormittags infolge zu starker Absenkung des Blutzuckerspiegels auftritt, verhindert bzw. beseitigt, ohne daß andere Medikamente notwendig wären.

Wie man aus dieser Aufzählung ersehen kann, ist der Herzwein nicht nur ein ideales Geriatrikum (Mittel zur Behandlung von Alterserscheinungen), sondern eignet sich auch für jeden, der irgendwelche Herz- und/oder Kreislaufprobleme hat – also ein weiteres Universalmittel der Hildegard-Heilkunde. Bei dieser Anwendungsbreite des Herzweins fühle ich mich immer versucht zu sagen: »Es muß nicht immer Ginseng sein. Warum denn in die Ferne schweifen – sieh, das Gute liegt so nah!«

Frauen können den Herzwein auch während der Schwangerschaft regelmäßig einnehmen. Er stabilisiert ihr Befinden und läßt Beschwerden weniger heftig ausfallen. Er macht manch anderes Medikament überflüssig, das sowohl für die werdende Mutter als auch für den Fetus nachteilhaft ist.

Wegen des – infolge des Kochens – relativ geringen Alkoholgehalts von ungefähr ein bis zwei Prozent braucht keiner den Herzwein abzulehnen. Ungeöffnet ist er im Keller etwa ein halbes Jahr haltbar, so daß man sich für die Zeit, in der keine frische Petersilie aus dem Garten zur Verfügung steht, einen gewissen Vorrat anlegen kann. Angebrochene Flaschen sollte man im Kühlschrank aufbewahren; sie sind für den alsbaldigen Verbrauch bestimmt.

Herzwein hilft bei

- *Wetterfühligkeit (z.B. Föhn)*
- *Hyper- und Hypotonie (ausgleichend)*
- *Ödemen leichterer Art*
- *Nierenschwäche (unterstützend)*
- *Schlaflosigkeit*
- *Nervösen Störungen*
- *Allen Herz- und Kreislaufstörungen (eventuell zusammen mit einer Tablette Galgant)*

Herzwein für »trockene« Alkoholiker und Kinder

Auch »trockene« Alkoholiker und Kinder können den Herzwein ohne Bedenken trinken, wenn folgendes beachtet wird:
Man muß die Menge, die man für die nächsten zwei bis drei Tage benötigt, nochmals zwei bis drei Minuten im offenen Topf aufkochen. Durch das Aufkochen verdampft der Restalkohol, ohne daß die Wirkung des Herzweins beeinträchtigt würde. Der einzige Nachteil: Er ist nicht mehr so lange haltbar und für den sofortigen Verbrauch bestimmt.

Anfangs äußerten viele Leute, die sich mit Naturkost und -heilkunde beschäftigen, Bedenken, als sie hörten, daß der Honig gekocht werden müsse. Aber gerade das ist äußerst wichtig, denn durch das Kochen von Wein, Petersilie, Weinessig und Honig werden bisher unbekannte, aber relativ stark herz- und kreislaufwirksame Bestandteile freigesetzt.

Anders kann man sich diese zum Teil erstaunlichen Wirkungen, von denen die Hildegard-Freunde immer wieder erzählen, nicht erklären. Ohne das Kochen des Honigs wirkt der Herzwein lange nicht so gut. Daran merkt man wieder, daß Hildegard ganz präzise Anweisungen gibt. Je genauer man sich an sie hält, desto besser ist die Wirkung des Mittels. Da in diesem Fall ja nicht die Wirkung des Honigs, sondern die des Herzweins im Vordergrund steht, darf man den Honig ruhig einmal kochen.

»Honig vom Imker« oder »Imker-Honig«? Der kleine Unterschied ist vor allem für Allergiker wichtig!

In Sachen Honig wurde ich einmal von einem Kursteilnehmer auf den kleinen Unterschied zwischen »Imker-Honig« und »Honig vom Imker« aufmerksam gemacht. Auf den ersten Blick scheint dies nur eine Wortspielerei zu sein; dem ist aber nicht so. Wenn irgend möglich, sollte man sich seinen Honig direkt von einem Imker aus der näheren Umgebung holen. Nur dann kann man sicher sein, daß es sich um reinen Bienenhonig handelt. Die darin enthaltenen Pollen – die wohl durch den Kochvorgang teilweise unschädlich gemacht werden, aber trotzdem noch wirken – gewährleisten einen Schutz vor Allergien. Der Honig sollte in einem begrenzten Umkreis von maximal zehn Kilometern von den Bienen gesammelt worden sein. Außerdem hat man, wenn man immer bei demselben Imker einkauft, eine gewisse Reinheitsgarantie.

Die mit den Zutaten ausgekochte Petersilie, die nach dem Auspressen des Herzweins übrigbleibt, kann man noch ein- bis zweimal mit etwas Wasser ansetzen, ganz kurz aufkochen und einige Minuten ziehen lassen. Dieses Wasser regt durch den Anteil an Petersilie sehr stark die Ausscheidungen über die Nieren an und reduziert so die Schwellungen im Gewebe.

Fenchel

Der Fenchel, *Foeniculum vulgare*, spielt in der Hildegard-Heilkunde, sowohl als Medikament in Pulverform
und als Tee als auch zur gesunden Hildegard-Ernährung
als Gemüse oder Salat, eine sehr große Rolle. Er gilt
ebenfalls als ein Universalmittel, also als eines, das jeder
verträgt und das für jeden ohne Ausnahme bekömmlich
und gesund ist.

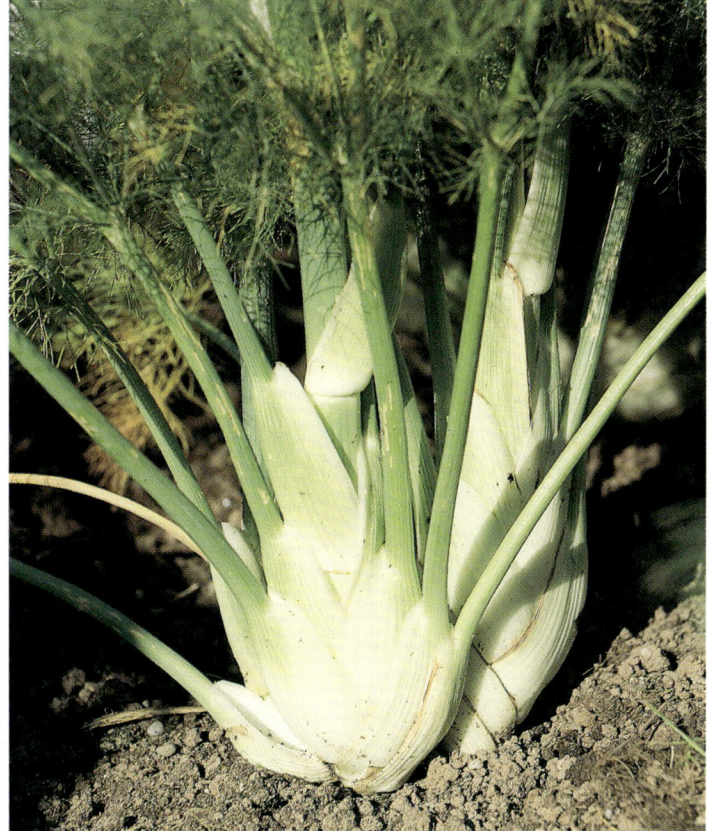

*Fenchel schmeckt gut und
ist als »Universalmittel«
für jeden geeignet – sogar
in Rohkostform*

1. Man kann Fenchel in jeden Diätplan in jeder Form mit einbauen. Bei einer Krankenkost oder einer Fastenkur kann man ihn in jeder Menge unbedenklich als Tee zu sich nehmen. Dazu kocht man die ganzen Samenkörner des Fenchels zwei bis drei Minuten kurz auf und läßt ihn dann noch mindestens zehn Minuten ziehen. Die Körner sollten zur Bereitung von Tee auf keinen Fall vorher gemahlen werden, wie es hin und wieder gemacht wird, weil man dadurch angeblich einen besseren Tee bekommt. Die Stärke des Tees richtet sich nach dem individuellen Geschmack.

Aber auch der Gemüse-Fenchel kann von jedem ohne Schaden gegessen werden. Fenchel gehört zu den wenigen Pflanzen, die die heilige Hildegard sogar als Rohkost zuläßt. Man kann also die frische Gemüseknolle unangemacht roh essen, aber auch kleingeschnitten und mit Weinessig, Öl, Gewürzen und Kräutern als Salat angemacht schmeckt Fenchel vorzüglich. Man kann ihn außerdem in leichtem Salzwasser oder in einer Gemüsebrühe kochen und so als Beilage z.B. zum Lammbraten oder Lammgulasch (über das Lammfleisch sagt die heilige Hildegard, daß es gut gegen Rheuma sei) oder auch überbacken mit Käse und Mutterkümmel essen.

2. Die heilige Hildegard läßt uns wissen, daß »Fenchel den Menschen fröhlich macht«. Er wirkt »gegen Melancholie und Schwermut«. In der Hildegard-Heilkunde setzt man deshalb Fenchel-Saft gegen Depressionen ein. Der Patient sollte sich mehrere Wochen lang jeden Tag einige Male Stirn, Schläfen, Brustbereich und die Magengrube damit einreiben.

3. Fenchel vermittelt »eine angenehme Wärme«. Wenn der Körper angenehm durchwärmt wird, stabilisiert sich der Kreislauf. Fenchel eignet sich also für Leute, die immer frieren: Das sind sehr oft unsere älteren Mitbürger, aber auch junge Mädchen und Frauen, die eine leichte Schilddrüsenüberfunktion und zu niedrigen Blutdruck haben. Bei Patienten mit erhöhtem Blutdruck wird durch den Genuß von Fenchel eine gewisse Entkrampfung der Gefäße und somit eine

»angenehme Wärme« erzeugt, oftmals in Körperregionen, wo vorher eine unangenehme Hitze vorherrschte.

4. Fenchel erzeugt im menschlichen Körper »guten Schweiß und gute Verdauung«, also eine Reinigung über die Haut und über den Darm, die beide neben den Nieren die größten Reinigungsorgane des Körpers sind. Fenchel regt die Darmfunktion an, die Nahrungsstoffe werden besser aufgeschlossen, und schädigende Gärungsprozesse im Darm, durch die kreislaufschädigende Gifte über die Darmschleimhaut in den Körper gelangen, werden weitgehend unterbunden. Die Abfallprodukte des Stoffwechsels werden also auf natürliche Weise über den Darm und über die Haut »entsorgt«. Dadurch werden der »üble Schleim und die Fäulnis verringert«, das heißt, der ganze Magen-Darm-Trakt wird durch Fenchel ausgeheilt »wie mit einer guten Salbe«, wie Hildegard an verschiedenen Stellen sowohl vom Dinkel als auch vom Fenchel immer wieder schreibt.

In der Hildegard-Heilkunde gibt man dem Magen-Darm-Patienten, besonders wenn dieser übersäuert ist und unter starken Blähungen leidet, auch Fenchel-Tabletten zum Lutschen. Sie werden aus dem Pulver der gemahlenen Fenchel-Samen gepreßt. Der Kranke sollte erstmals morgens vor dem Frühstück vier bis fünf Fenchel-Tabletten lutschen und tagsüber drei- bis viermal die gleiche Dosis nehmen.

Die Ausheilung des Magen-Darm-Bereiches verbessert natürlich auch den Atem, da die meisten Mundgerüche aus dem Magen aufsteigen. Ein weiterer Effekt des reinigenden und kreislaufstabilisierenden Fenchels ist die Stärkung der Sehkraft, also: Augen klar!

Fenchel hilft, den Körper zu entschlacken – einer der Gründe, warum die heilige Hildegard ihn immer wieder empfiehlt

Allein aus diesem kleinen Abschnitt kann man ersehen, wie wichtig Fenchel in jeder Form für die Gesundheit und die Gesunderhaltung des Menschen ist. Deshalb wird er auch zu Recht als »Universalmittel« bezeichnet.

In der »normalen« Naturheilkunde wird der Fenchel-Samen als Tee verwendet, besonders bei Verdauungsstörungen in der Kinderheilkunde; dort wird er auch oft mit Milch gemischt oder in Brei gegeben. Ansonsten wird er gegen Husten, zur leichten Beruhigung und bei stillenden Müttern zur Steigerung des Milchflusses verabreicht.

Fenchel war schon den alten Griechen als Heilmittel bekannt und wurde von den Benediktinern bei der Christianisierung Mitteleuropas im 8. Jahrhundert mit über die Alpen gebracht.

Wenn man im Text der heiligen Hildegard (s. S. 65) etwas tiefer schürft, kommt man zu folgenden Ergebnissen, die die Hildegard-Freunde im Laufe der Zeit bestens erprobt haben.

Schmerzen durch festsitzenden Schnupfen

Die heilige Hildegard schreibt weiter über den Fenchel:

»Wenn Schmerzen durch starken Nasenfluß beim Menschen auftreten, nehme Fenchel (-Kraut) und viermal soviel Dill, lege es auf einen steinernen Dachziegel oder einen dünnen Ziegelstein, der im Feuer erhitzt ist, und wende Fenchel und Dill hin und her, bis es raucht. Diesen Rauch und seinen Duft ziehe er mit der Nase und dem Mund in sich hinein, und dann esse er die erwärmten Kräuter mit Brot. Mache dies vier oder fünf Tage, damit sich die ausfließenden Säfte mild von ihm trennen.«

Einfach und wirkungsvoll – eine Inhalation mit Fenchel und Dill

Bis jetzt wurde nur über Fenchel pur gesprochen. Aber die heilige Hildegard läßt uns in vielen Rezepten wissen, daß Fenchel in Verbindung mit anderen Heilkräutern ebenderen Wirkung verstärkt.

Hildegard-Freunde wenden die von ihr beschriebene Methode bei starkem, festsitzendem Schnupfen an, indem sie die frischen Kräuter auf der sauberen Tonscherbe eines Blumentopfes wenden, den sie auf dem Herd oder mit einem Campinggaskocher von unten erhitzen – also eine richtige Inhalation mit den aufsteigenden Dämpfen der Kräuter. Anschließend werden die erwärmten Kräuter zusammen mit Brot gegessen.

Magenbeschwerden jeder Art

»Ein Mensch, der üblen Schleim in seinem kranken Magen hat, nehme Fenchel, etwas mehr Brennessel und zweimal soviel Liebstöckel wie Fenchel und Brennessel zusammen und mache daraus mit etwas Mehl oder Brot eine Speise und esse sie oft, und es nimmt dem kranken Magen den Schleim weg.«

Von der Brennessel selbst, speziell von der Frühjahrsbrennessel, sagt die heilige Hildegard, daß sie »den üblen Schleim aus dem Magen« nehme. In Verbindung mit Fenchel und Liebstöckel ist die Brennessel dann noch viel stärker magenwirksam.

Aus zerstoßenem Fenchel-Kraut, frischen Brennnesseln und Liebstöckel bereitet man also zusammen mit frischgemahlenem Dinkel-Gofio einen Brei oder mit Dinkel-Mehl einen Teig, den man etwas backen kann. Gewürze fügt man nach Belieben und Geschmack hinzu, wobei die Standardgewürze der Hildegard-Heilkunde, Galgant, Bertram und Quendel, natürlich aufeinander abgestimmt, nicht fehlen sollten. Bei Magenbeschwerden jeder Art sollte man dann immer wieder einmal etwas davon essen.

»Wenn man ihn roh ißt, schadet er nicht. Und wie immer er gegessen wird, macht er den Menschen fröhlich, vermittelt ihm angenehme Wärme, guten Schweiß und gute Verdauung. Auch sein Same ist warm und nützlich für die Gesundheit des Menschen, auch wenn er anderen Kräutern beigegeben wird in Heilmitteln. Wer Fenchel oder seinen Samen täglich nüchtern ißt, der verringert in sich üblen Schleim und Fäulnis, unterbindet üblen Atemgeruch und bringt die Augen zu klarem Sehen.«

Universalmittel Fenchel-Mischpulver »Sivesan«

Das Fenchel-Mischpulver wurde in der damaligen Zeit in Ermangelung eines feinen Siebes, wie wir es heute überall kaufen können, durch ein grobes Tuch geschüttet. Die Grobstoffe konnte man anschließend im Mörser weiter zerkleinern.

Das Ergebnis ist das Universalmittel überhaupt: eine Mischung aus Fenchel, Galgant, Diptam und Habichtskraut, das sogenannte Fenchel-Mischpulver, das im Handel auch als Fertigmischung »Sivesan« erhältlich ist.

Wenn man regelmäßig zu bestimmten Zeiten – etwa eine Stunde nach dem Mittagessen – ein Gläschen (Herz-) Wein (zirka 20 Milliliter) trinkt, erwärmt und mit zwei bis drei Messerspitzen dieses Pulvers vermischt, fühlt man sich allgemein sehr viel wohler, ausgeglichener und gesünder.

Man kann ersatzweise normalen Wein verwenden, aber Herzwein mit »Sivesan« hat eine deutlich bessere und stabilisierendere Wirkung.

Die heilige Hildegard schreibt über das Fenchel-Mischpulver:

»Der Mensch nehme Fenchel-Samen und halb soviel Galgant, viertel soviel Diptam und halb soviel Habichtskraut wie Diptam, pulverisiere dies und seihe es durch ein (grobes) Tuch. Eine Stunde nach dem Mittagessen schütte er von diesem Pulver in warmen, nicht in heißen Wein und trinke dies.

Dieses Pulver hält den gesunden Menschen gesund, den Kranken stärkt es, verschafft gute Verdauung, verleiht ihm Kräfte und vermittelt eine gute und schöne Gesichtsfarbe. Es nützt jedem Menschen, ob gesund oder krank, wenn es nach dem Essen gegessen wird.«

Original-Rezept »Sivesan«

Fruct. Foeniculi pulv.
Rhiz. Galangae pulv.
Hb. Dictamni albi pulv.
Hb. Hieracii pilosellae pulv.
M. D. S. Fenchel-Mischpulver

Fruct. Foeniculi pulv. *(16,0),*
Rhiz. Galangae pulv. *(8,0),*
Hb. Dictamni albi pulv. *(4,0),*
Hb. Hieracii pilosellae pulv. *(2,0),*
M. D. S. Fenchel-Mischpulver*:*
Alle Zutaten vermischen und 2–3 Tafelmesserspitzen davon in einem Likörglas
warmem Herzwein 1 Stunde nach dem Mittagessen nehmen.

- *bei Angina pectoris (Herz- und Brustenge)*
- *bei Patienten, die schon einen Herzinfarkt hatten*
- *zur Vorbeugung von Thrombosen*
- *bei Bluthochdruck (nicht aber bei niedrigem Blutdruck)*
- *gegen nervöse Managererkrankungen*
- *bei Nierenerkrankungen aller Art*
- *bei allgemeiner Abwehrschwäche*
- *zur Stoffwechsel- und Kreislaufverbesserung, besonders in der Rekonvaleszenzzeit nach schweren Erkrankungen und Operationen (natürlich neben den vom Arzt verordneten Medikamenten)*
- *bei häufigen Schweißausbrüchen, die immer Zeichen körperlicher Schwäche bei oder nach schweren Erkrankungen sind*
- *bei Wechseljahrsbeschwerden.*

»Sivesan« hilft:

Zwei Hustenweine

»Wer Husten hat, nehme Fenchel und Dill in gleichem Gewicht und füge ein Drittel Andorn bei, koche das mit Wein, seihe es durch ein Tuch und trinke es, und der Husten wird weichen.«

Die heilige Hildegard schreibt über den Hustenwein:

Das Rezept mit Fenchel, Dill und Andorn ist im Kapitel »Andorn« unter »Andorn-Wein II – bei Husten« (S. 92) ausführlich beschrieben. Es hilft allgemein bei Husten.

Weiter heißt es bei der heiligen Hildegard: *»Und wenn jemand in der Brust hustet, so daß er dort zuerst Schmerz zu empfinden beginnt...«* – das heißt: Bei starkem Husten, begleitet von Brustschmerzen, ist der zweite Hustenwein wirksamer als der ebengenannte.

1 Teil Liebstöckel, 1 Teil Salbei *und* **4 Teile Fenchel**
werden so lange in einen **guten Wein** *gelegt, bis*
dieser den Geschmack der Kräuter angenommen hat.
Nach dem Abseihen wird der Wein erwärmt; immer
nach dem Essen trinkt man ein kleines Gläschen
davon.
Wichtig: Bei Husten **niemals** *etwas kalt trinken!*

Kopfschmerzen durch verdorbene Speisen

»Wenn eine verdorbene Speise einem Menschen Kopf-
schmerzen bereitet, soll er gleiche Gewichtsteile Salbei,
Majoran und Fenchel nehmen und mehr als das
Gesamtgewicht dieser drei Andorn.«

Das Salbenrezept mit dem vollständigen Hildegard-Text
und der ausführlichen Beschreibung der Herstellung
und Anwendung finden Sie im Kapitel »Andorn« unter
»Salbe gegen Kopfschmerzen durch verdorbene Speisen« (S. 94).

Schmerzen der Leber und/oder der Lunge

Bei Schmerzen der Leber und/oder der Lunge bereitet
man einen warmen Wein mit Süßholz, Zimt, Ysop und
Fenchel.
   Die Zutaten hierfür, wie auch für alle anderen
Rezepte, bekommt man – soweit man sie nicht im eige-
nen Garten hat oder in der Natur sich selbst sucht – auf
Märkten frisch. In Pulverform stellt sie der Apotheker
zusammen. Sie sind auch in spezialisierten Samen- und
Gewürzhandlungen erhältlich.

2 Teile Süßholz, 3 Teile Zimt, 4 Teile Ysop *und*
10 Teile Fenchel *mischen.*
Alles Weitere sagt uns Hildegard selbst:
»Unter Beigabe von genügend Honig in Wein stark
kochen, so daß keine Bitterkeit darin ist (also so
viel Honig hineingeben, daß es nicht mehr bitter
schmeckt), Neun Tage und neun Nächte stehenlas-
sen, abseihen und trinken bei Leber- und Lungen-
schmerzen.
Wenn in der Leber oder der Lunge starke
Schmerzen sind, trinke neun Tage jeden Tag. Vor
dem Trinken frühmorgens esse er ein wenig und
dann trinke. Abends esse zum Sattwerden und vor
dem Schlafen trinke genug davon…
Wenn aber die Schmerzen der Leber und/oder
der Lunge nur mäßig sind, sollte man nur jeden
dritten Tag davon in der oben angegebenen Art
trinken, und er wird geheilt werden, es sei denn,
Gott will nicht.«

Wein-Rezept gegen
Schmerzen der Leber
und/oder der Lunge

2 Teile Süßholz
3 Teile Zimt
4 Teile Ysop
10 Teile Fenchel

Dieses »es sei denn, Gott will nicht« lesen wir in den Schriften der heiligen Hildegard von Bingen häufig. Dieser Zusatz besagt, daß das entsprechende Mittel bei dem einen Kranken hilft, bei einem anderen aber nicht, auch wenn dieselben Voraussetzungen gegeben sind.

Bisher kann man sich diese Einschränkung Hildegards nicht recht erklären, es sei denn, wir glauben voll und ganz, was sie uns sagt, wenn sie schreibt, »es sei denn, Gott will nicht«. Es sind dann vermutlich geistige Blockaden vorhanden, die der schwache Mensch nicht auflösen kann, sondern die von Gott beseitigt werden müssen.

Edelkastanie

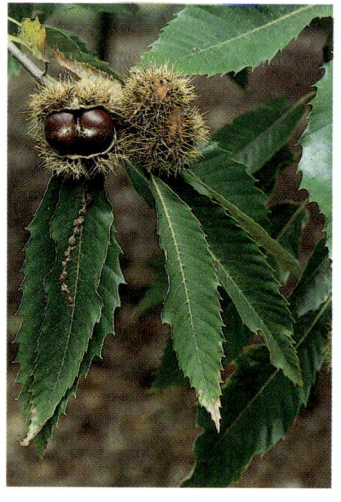

An der Edelkastanie schätzt die heilige Hildegard sowohl die Früchte als auch Blätter, Fruchtschalen und Holz

Die Edelkastanie ist ebenso wie der Fenchel hundertprozentig gesund, egal, welche Teile man verwendet, ob das Holz des Baumes, die eßbaren und sehr wohlschmeckenden Früchte oder die Fruchtschalen und die Blätter. Alle haben auf den Körper eine positive Wirkung, speziell auf die Leber und die Gefäße; deshalb empfiehlt sie die heilige Hildegard bei Schwächezuständen jedweder Art. Die Edelkastanie ist ein aus der Hildegard-Heilkunde nicht wegzudenkendes Lebensmittel und gehört ebenfalls zu den Universalmitteln.

Die Edelkastanie – bei uns besser unter dem Namen »Marone« bekannt – ist die eßbare Kastanie, die in den wärmeren Gefilden südlich der Alpen bestens gedeiht und hoch geschätzt wird, aber auch bei uns in klimatisch begünstigten Gebieten, z.B. in Baden-Württemberg, vorkommt. Man findet in Südeuropa oft ganze Kastanienwälder und -alleen, teils künstlich angelegt, teils durch Wildwuchs verbreitet. Die bis zu 35 Meter hoch werdenden Bäume tragen meistens erst ab dem 30. Jahr Früchte, unter günstigen Bedingungen schon ab dem 15. bis 20. Jahr.

Die Eßkastanie, *Castanea sativa*, spielte früher in den südlichen Ländern bei der Ernährung der armen Landbevölkerung eine wichtige Rolle; deshalb nannte man sie das »kleine Naturbrot«. Gerade wenn die Getreideernte einmal schlecht ausgefallen war, stellte die Edelkastanie nicht Beigabe, wie sonst, sondern häufig das Hauptlebensmittel dar und rettete ganze Landstriche vor dem Hungertod.

Bei uns am bekanntesten ist die geröstete Marone. Man muß dazu die Schale vor dem Erhitzen etwas einritzen. Gekochte und pürierte Eßkastanien werden in der guten Küche sehr oft zu Wildgerichten gereicht. Im Handel erhältlich sind auch die getrockneten Kastanien, die man gekocht als schmackhafte Beilage zu Fleisch-, aber auch zu vegetarischen Gerichten servieren kann. In Rotkraut mitgekocht oder zusammen mit Dinkel-Körnern schmecken sie vorzüglich. Man kann sie aber auch ganz roh und frisch vom Baum essen. Ihren guten Geschmack entwickeln sie erst beim intensiven Kauen.

Feinschmecker empfehlen die Edelkastanie als schmackhafte Beilage nicht nur für Wildgerichte

Die Eßkastanie hat zirka 30 Prozent Kohlenhydrate und etwas Eiweiß; sie enthält Vitamin A, sehr viele Vitamine der B-Gruppe und in geringer Menge auch Vitamin C. Außerdem ist sie reich an Phosphor und Kalium (700 Milligramm auf 100 Gramm, also dreimal soviel wie in der Kartoffel) und somit eine der kaliumreichsten Früchte überhaupt. Sie ist deshalb für Diabetiker, Herz-Kreislauf-Kranke und Nierenpatienten als Nahrungsergänzung bestens geeignet. Insulinpflichtige Diabetiker müssen allerdings die Kohlenhydrate mit ihren Broteinheiten verrechnen.

Die Biostoffe der Eßkastanie

Saunabadzusatz bei Rheuma, Gicht und Jähzorn

»Alles, was in ihm ist, und auch seine Frucht ist nützlich gegen Schwäche, die im Menschen ist. Wer gichtkrank ist und daher jähzornig, weil die Gicht immer mit dem Zorn einhergeht, koche Blätter und Schalen der Frucht in Wasser und mache damit oft ein Dampfbad, und die Gicht in ihm wird weichen, und er wird einen milden Sinn haben.«

Die heilige Hildegard schreibt über den Kastanienbaum:

Die Abkochung aus den Blättern und Fruchtschalen der Edelkastanie, wie sie die heilige Hildegard beschreibt, ist als Edelkastanien-Aufguß im Handel erhältlich. Bei

Rheuma, Gicht usw. sollte man kurmäßig mindestens zehn Saunabäder nehmen – zwei pro Woche – und währenddessen mit dem Absud immer wieder einen Aufguß machen. Dies wirkt über die Haut entgiftend, und Stoffwechselschlacken, die sich im Unterhautgewebe abgesetzt haben, werden langsam, aber sicher ausgeschieden.

Wem ein Saunabad nicht zusagt oder wer keine Möglichkeit dazu hat, sollte statt dessen zweimal pro Woche mit diesem Aufguß ein Vollbad machen. Dies wirkt zwar nicht so gut wie ein Saunabad, es ist aber besser, als wenn man gar nichts macht. Patienten empfinden es als sehr wohltuend. Das Vollbad sollte so heiß genommen werden, daß der Patient sich noch wohl fühlt, aber er darf ruhig ins Schwitzen kommen. Wichtig ist, daß er hinterher gut eingepackt noch einige Zeit – mindestens eine halbe Stunde, noch besser eine Stunde – liegen bleibt und etwas nachschwitzt. Bei Herzangst oder Kreislaufstörungen sollte er einen kalten Lappen auf die Herzgegend legen.

Badezusatz gegen Rheuma, Gicht und Jähzorn

40–60 Blätter
20–30 stachelige Fruchthülsen
5–6 Liter kaltes Wasser

Wer sich den Badezusatz selbst zubereiten möchte, sollte die Zeit zwischen Juli und September nutzen, wenn die Edelkastanien reif werden und vom Baum fallen. Dabei werden **40–60 Blätter** *(je nach Größe) zusammen mit* **20–30 stacheligen Fruchthülsen** *in* **5–6 Liter kaltem Wasser** *in einem großen Topf langsam zum Kochen gebracht und anschließend 15 Minuten lang leicht köchelnd ausgezehrt. Wichtig ist, daß man die Blätter und Fruchtschalen der Edelkastanie verwendet und nicht die der Roßkastanie. In ein Vollbad gibt man* **zirka 1–1^1/$_2$ Liter dieses Absuds,** *für den Saunaaufguß wird der Absud unverdünnt verwendet.*

Menschen, die sehr jähzornig sind und unter rheumatischen Beschwerden leiden, ist ein solches Sauna- oder Vollbad dringend anzuraten, da »die Gicht immer mit dem Zorn einhergeht«, wie die heilige Hildegard uns wissen läßt. (Wer seine Umgebung daraufhin einmal näher beobachtet, wird feststellen, daß sie recht hat.) Sie werden ausgeglichener, und gleichzeitig lassen auch die rheumatischen Beschwerden nach.

Venenleiden und Verhärtungen

»Einem Menschen, der aus seinem Holz einen Stock macht und diesen in seiner Hand trägt, daß die Hand dadurch warm wird, werden aus dieser Erwärmung die Adern und alle Kräfte des Körpers gestärkt.«

Die heilige Hildegard über den Kastanienbaum weiter:

Bei Kreislaufschwäche, speziell aber bei Venenleiden, sollte man der heiligen Hildegard zufolge einen Spazierstock aus Edelkastanien-Holz zur Hand nehmen und mit diesem seine Spaziergänge absolvieren. Aber auch bei allgemeiner Bindegewebsschwäche und bei Verhärtungen des Gewebes, wie z.B. bei der Dupuytren-Kontraktur (Zusammenziehung der Sehnen in der Innenhand), ist dieser Spazierstock eine große Hilfe.

Die heilende Wirkung dieses Holzes läßt sich verstärken, wenn man es regelmäßig mit dem vorher beschriebenen Saunaabsud einreibt. Speziell bei der Zusammenziehung der Sehnen in der Innenhand lohnt sich das. Dazu muß man dann gar nicht unbedingt einen Spazierstock aus Edelkastanien-Holz verwenden. Es reicht schon, wenn man ein kleines Stöckchen Edelkastanien-Holz immer wieder in die Hand nimmt und umschließt. Wichtig ist, daß das Holz von der Hand erwärmt wird, damit es helfen kann.

Das Holz der Edelkastanie nennt uns Hildegard als Heilmittel für verhärtete Sehnen

Leere im Gehirn

»Der Mensch, dem das Gehirn wie leer ist und der daher schwach im Kopf ist, koche die Fruchtkerne dieses Baumes in Wasser und nehme sie oft nüchtern und nach dem Essen, und sein Gehirn wächst und wird gefüllt, seine Nerven werden stark, und der Kopfschmerz wird weichen.«

Bei allen Konzentrationsstörungen und »Leere im Kopf«, wie nach anstrengender geistiger Tätigkeit, aber auch bei der Alzheimer-Krankheit, sollte man oft gekochte Kastanien essen. Wenn man Dinkel kocht, kann man immer gleich einige getrocknete Edelkastanien mitkochen und zusammen mit dem Dinkel verzehren. Dinkel-Brühe schmeckt so besser und die Maroni ebenfalls.

In ihrem Buch »Divinorum operum« schreibt die heilige Hildegard unter anderem, daß Hirn und Leber miteinander in Verbindung stehen und daß man z.B. auch durch negative Gedanken Leberschäden bekommen kann. Und in der chinesischen Heilkunde heißt es: »Meine Leber ist traurig!« Die Verbindung zwischen Hirn und Leber wird nach der heiligen Hildegard von Bingen über das Ohr hergestellt. Man kann also durch starken Lärm, etwa durch zu laute Discomusik, nicht nur einen Gehörschaden, sondern auch einen Leberschaden davontragen. Mit Blick auf die Hildegard-Heilkunde kann man sich deshalb erklären, warum heute viele junge Leute, die kaum Alkohol trinken, einen Leberschaden haben. Auch in diesem Fall schaffen die gekochten Edelkastanien-Kerne Abhilfe.

Herzschmerzen, -entzündungen und Depressionen

Auch bei Herzschmerzen, Herzentzündungen, bei eingeschränkter Leistungsfähigkeit und bei Depressionen können die Maroni helfen. In diesem Fall sollten sie aber roh gegessen werden. Die reifen Maroni, die vom Baum gefallen sind, schält man ganz einfach und kaut sie genußvoll. Ansonsten kann man gelegentlich einen Teelöffel Edelkastanien-Mehl (im Fachhandel erhältlich) nehmen. Wichtig: Beim Essen gut einspeicheln!

Leber- und Milzschmerzen

»*Wer an der Leber Schmerzen hat, zerquetsche oft die Kerne, lege sie so in Honig und esse sie oft mit diesem Honig, und seine Leber wird gesund werden.*«

Die heilige Hildegard schreibt über Leberschmerzen:

Gemeint ist der auch im Handel erhältliche Edelkastanien-Honig mit 20 Prozent Kastanienmehl-Zusatz. Bei Leberschmerzen, egal welcher Ursache, sollte man von diesem Honig mindestens zwei Monate lang zweimal pro Tag bis zu zwei Eßlöffel nehmen. Dies beseitigt (schrittweise) selbst chronische Leberleiden, die Blutwerte normalisieren sich, und die Patienten fühlen sich sehr viel wohler.

So können Sie Ihren Edelkastanien-Honig selbst herstellen:

Zur Selbstherstellung sollte man sich Edelkastanien-Mehl und einen guten Honig vom Imker besorgen. Diesen Honig erwärmt man im Wasserbad auf 30 Grad Celsius, so daß er schön dünnflüssig ist; dann rührt man mit einem Löffel kräftig so viel von dem Edelkastanien-Mehl hinein, wie der Honig aufnehmen kann.

Wer allerdings eine Allergie gegen Honig bzw. gegen die darin enthaltenen Pollen hat, sollte abgeschäumten Honig verwenden. Dazu wird der Honig im Wasserbad bis zum Siedepunkt erhitzt und der sich bildende Schaum abgeschöpft. Nach dem Erkalten sollte man diesen Vorgang wiederholen. Abgeschäumter Honig ist aber auch in der Apotheke erhältlich.

»Wer Schmerzen an der Milz hat, brate die Kerne am Feuer und esse sie oft warm, und die Milz wird warm und strebt nach völliger Gesundheit.«

Im Zusammenhang mit Milzschmerzen spricht Hildegard von den Maroni, die bei uns in den Fußgängerzonen und auf den Christkindlmärkten frisch geröstet und herrlich duftend angeboten werden. In den südlichen Ländern gehören die Maroni-Verkäufer zum normalen Straßenbild.

**Leckere Maroni, die wir
meist im Winter
genießen, stärken Milz,
Herz und Immunsystem**

Die Milz ist bei der heiligen Hildegard das wichtigste Organ für die gesamte Abwehr des Körpers; sie hat auch die Aufgabe, das Herz zu entgiften. Es dürfte also kaum einen herzkranken Maroni-Esser geben, und auch die Milz müßte bei diesen Menschen in Ordnung sein, das Immunsystem sowieso.

Auch die »normale« Naturheilkunde sieht in der Milz eines der Hauptabwehrorgane des lymphatischen Systems. Deshalb ist uns mit der Edelkastanie eines der besten Mittel zur Stärkung der Immunabwehr geschenkt worden.

Verdauungsstörungen verschiedener Ursache

»Auch wer Magenschmerzen hat, koche diese Kerne stark in Wasser und zerkleinere sie zu Brei, mische dann in einer Schüssel etwas Semmelmehl (Dinkel-Weißmehl) *mit Wasser, gebe etwas Süßholz-Pulver und etwas weniger Engelsüßwurzel-Pulver dazu, koche es nochmals mit den Kernen und bereite ein Mus und esse es, und es wird den Magen reinigen und ihn warm und kräftig machen.«*

Man nehme **2–3 Eßlöffel Edelkastanien-Mehl, 2–3 Eßlöffel Dinkel-Weißmehl,** *koche dies in* **Wasser** *unter Zugabe von* **1 Eßlöffel Süßholz-Pulver** *und* **1 Teelöffel Engelsüßwurzel-Pulver.** *Dies ergibt einen Brei oder eine etwas dickere Suppe. Man würzt sie nach Geschmack mit* **Galgant, Bertram, Quendel, Salz** *oder* **Honig** *und ißt sie morgens nüchtern vor dem Frühstück – das beste Rezept zur Ausheilung von Magenbeschwerden jeder Art, aber auch von Erkrankungen der Bauchspeicheldrüse und der Leber und/oder der Galle.*

Rezept gegen Verdauungsstörungen

2–3 Eßlöffel Edelkastanien-Mehl 2–3 Eßlöffel Dinkel-Weißmehl, Wasser 1 Eßlöffel Süßholz-Pulver 1 Teelöffel Engelsüßwurzel-Pulver Galgant, Bertram Quendel Salz oder Honig

Kranke essen die Suppe mit großem Appetit. Wenn es reicht, meldet der Körper seinen Widerwillen an. Dann sollte der Patient aufhören, denn wir sollen immer »auf die Stimme unserer Seele hören«, wie uns die heilige Hildegard von Bingen mehrfach wissen läßt.

- *Bei Rheuma und Gicht, aber auch bei Jähzorn einen Saunaaufguß machen oder ein Bad mit Blättern und Fruchtschalen nehmen.*
- *Bei Venenleiden und Verhärtungen des Bindegewebes einen Spazierstock oder ein Stöckchen Edelkastanien-Holz benutzen, eventuell auch mit dem Edelkastanien-Saunaaufguß immer wieder einreiben.*
- *Bei Leere im Kopf gekochte Maroni essen.*
- *Bei Herzschmerzen, »Schwermut vom Herzen«, rohe Maroni-Kerne essen.*
- *Bei von Schmerzen begleiteten Leberleiden Edelkastanien-Honig essen.*
- *Bei Milzschmerzen helfen geröstete Maroni.*
- *Bei Magenschmerzen und allen Beschwerden im Magen-Darm-, Leber-, Galle- und Bauchspeicheldrüsenbereich die Suppe morgens nüchtern essen.*

Heilwirkungen der Edelkastanie

2 Die Kür

Die übrigen Mittel der heiligen Hildegard

Alant

Alant, auch »Echter Alant« genannt, *Inula helenium*, ist ein sehr ausdauerndes Kraut, das aus dem Orient nach Europa kam und heute bei uns wild als »Unkraut« an feuchten Wegen, Ufern und Gebüschen wächst. Für Heilzwecke wird er in Kulturen angebaut. Die Pflanze wird bis zu einem Meter hoch, der Stengel ist dick und zottig, die länglichen, lanzenförmigen Blätter sind gezähnt und an der Unterseite samtig behaart. Die große Blüte an der Spitze des Stengels hat eine leuchtend goldgelbe Farbe.

Alant war schon im alten Griechenland als Heilpflanze bekannt und erhielt seinen Beinamen »*helenium*«, weil er angeblich an der Stelle aus dem Boden wuchs, wo die schöne Helena weinte und ihre Tränen den Erdboden benetzten.

Inhaltsstoffe des Alants:

Die Wurzeln enthalten vor allem Inulin, ätherische Öle, Alanto-Lakton und leichte Bitterstoffe. Kandiert waren sie im Mittelalter eine beliebte Süßigkeit. Die relativ hohe Menge an Inulin, zirka 45 Prozent, das in Fruchtzucker gespalten besonders für Diabetiker geeignet ist, findet ab und zu Verwendung als Bestandteil von Diabetikerbrot.

Man verwendete Alant früher öfters als heute zu Heilzwecken, und seit alters wurde er in europäischen Arz-

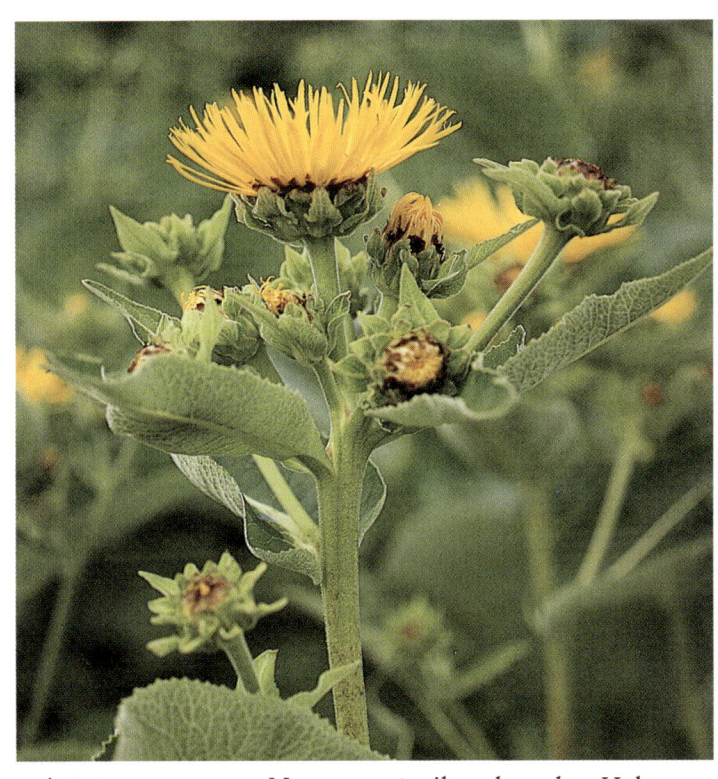

*Die Heilpflanze Alant
wurde früher weit häufi-
ger genutzt als heute*

neigärten gezogen. Man nannte ihn damals »Helenen-
kraut« oder auch »Brustwurz«. Nicholas Culpeper
(1616–1654) schrieb in seinem historischen Herbal
über die von ihm sehr geschätzte Pflanze: »Sie wider-
steht Gift, verhindert Ausbreitung des Schlangengiftes
im Körper, so wie bei Faulfieber, ansteckenden Krankheiten und auch der Pest.«

*Damals wie heute setzt man Alant bei allen Bronchial-
erkrankungen bis hin zum Keuchhusten ein, meist als
Tee. Alant wirkt hustenlösend, harn- und schweiß-
treibend und beseitigt Unregelmäßigkeiten bei der
Menstruation. In jüngster Zeit hat man Alant als
Wurmmittel entdeckt, wobei die wurmtreibende Wirkung auf den Inhaltsstoff Helenin zurückgeführt wird.
Die Wirkstoffmengen unterliegen allerdings sehr
großen Schwankungen, je nach Standort und klima-
tischen Bedingungen.*

**Wirkungen
des Alants:**

Alant-Wein oder Alant-Würze gegen Lungenschmerzen und Migräne

Die heilige Hildegard schreibt über den Alant:

*»Der Alant hat nützliche Kräfte in sich.
Das ganze Jahr über kann er sowohl dürr als auch grün in reinen Wein gelegt werden.
Wenn er sich im Wein zusammengezogen hat, schwinden die Kräfte in ihm, und dann soll er weggeworfen und neuer eingelegt werden.
Wer Lungenschmerzen hat, der trinke ihn täglich mäßig vor dem Essen, und er nimmt den Eiter aus seiner Lunge weg, unterdrückt die Migräne und reinigt die Augen.
Aber wenn jemand ihn zu häufig so trinken würde, den würde er wegen seiner Stärke schädigen. Wenn man keinen Wein hat, um ihn einzulegen, mache mit Honig und Wasser eine reine Honigwürze und lege den Alant hinein und trinke, wie oben gesagt wurde.«*

Bei zu langem Gebrauch des Alant-Weines kommt es zu Nebenwirkungen! Die heilige Hildegard weist warnend darauf hin. Man sollte diesen Alant-Wein also nur dann trinken, wenn es notwendig ist, und nicht routinemäßig zur Vorbeugung, wie es leider viele Menschen heute auch mit starken Medikamenten machen. Wenn man das Medikament dann nämlich wirklich einmal dringend benötigt, hat es wegen des Gewöhnungseffekts nicht mehr die erhoffte Wirkung.

Eine Alternative für Kinder, aber auch für »trockene« Alkoholiker ist das Einlegen des Alants in Honig-Würze. Sie können diese Alant-Würze der heiligen Hildegard, also Honig-Wasser mit Alant, ruhigen Gewissens zu sich nehmen.

Die heilige Hildegard empfiehlt uns den Alant-Wein bei allen schmerzhaften Lungenerkrankungen, bei denen der ausgehustete Schleim gelblich ist, das heißt, wahrscheinlich Eiter enthält. Im Falle einer Lungen-Tbc kann der Alant-Wein natürlich nur als unterstützende Maßnahme dienen, nicht als Allheilmittel. Seine Verwendung sollte dann auch unbedingt mit dem behandelnden Arzt abgesprochen werden.

Auch bei Migräne, die von Lungenschmerzen begleitet wird, zeitigt der Alant-Wein oder auch die Alant-Würze recht gute Erfolge. Treten hingegen bei einer Migräne keine zusätzlichen Schmerzen in der Lunge auf, bringt er absolut nichts und könnte sogar, wenn er dann trotzdem genommen wird, dem Patienten schaden.

In der »normalen« Naturheilkunde wird Alant meist als Tee verwendet, bei der heiligen Hildegard aber nur als Kaltauszug in Wein oder der eben erwähnten Honig-Würze. Alant sollte allerdings wirklich nur dann Verwendung finden, wenn die Indikation genau zutrifft, wenn also Schmerzen in der Lunge auftreten – sonst nicht!

Alant ist das ganze Jahr über verwendbar: Im Sommer nimmt man die grünen Pflanzen, möglichst frisch, im

Winter die getrockneten Wurzeln. Man kann beide selbst sammeln und die Wurzeln für den Winter trocknen. Wenn die Pflanzen in der Phase des abnehmenden Mondes oder bei Neumond geerntet werden, sind sie heilkräftiger. Die Wurzeln erntet man natürlich erst im Herbst, möglichst in der Phase des zunehmenden Mondes bzw. direkt bei Vollmond. Die Trocknung dauert dann nicht so lange, und die wichtigen Inhaltsstoffe sind viel konzentrierter.

Äußerst wichtig ist, daß man sich den Kaltauszug immer nur bei Bedarf zubereitet. Er sollte sofort verwendet werden. Man kann ihn also nicht auf Vorrat herstellen. Dennoch sollte man die getrockneten Pflanzen bzw. Wurzeln immer zur Hand haben.

Man legt also den Alant – grün oder getrocknet, die Pflanze oder die Wurzelstücke – in reinen Wein ein, bis er ausgezehrt ist und zusammengeschrumpft aussieht. Meist reicht es, wenn man ihn über Nacht einlegt; der Wein hat dann den leicht bitteren Geschmack der Pflanze vollständig angenommen. Vor jedem Essen sollte der von Lungenschmerzen Geplagte ein Gläschen Alant-Wein trinken, möglichst etwas angewärmt; oder er wälzt ihn so lange im Mund, bis der Wein Körpertemperatur angenommen hat.

Kinder oder »trockene« Alkoholiker oder auch Patienten, die wegen einer anderen Erkrankung keinen Alkohol zu sich nehmen sollten, legen den Alant in die erwähnte Honig-Würze. Dazu eignet sich möglichst reines Quellwasser oder Leitungswasser (kein handelsübliches Mineralwasser). Man löst in dem leicht erwärmten Wasser so viel Honig auf, wie es annimmt, und legt dann die Alant-Pflanzen oder -Wurzeln hinein.

Die heilige Hildegard schreibt über den Alant weiter:

»Nimm auch Feige und zweimal soviel Alant und füge Galgant hinzu. Mache daraus einen Klartrank und trinke, wenn du in der Lunge Schmerzen hast, und nicht von anderen Krankheiten, und er tut dir gut gegen die Krankheit der Lunge. Aber wenn du zur Lungenkrankheit noch andere Krankheiten hast, dann trinke nicht davon, weil es für dich zu stark zum Trinken wäre und du dadurch geschädigt würdest.«

40–50 Gramm Alant-Kraut *oder* **20–30 Gramm geschnittene Wurzeln** *auf* **1 Liter Wein** *bzw.* **Honig-Würze.**

Rezeptmengen für Alant-Wein bzw. Alant-Würze

Alant mit Feige und Galgant gegen chronische Lungenerkrankungen

Auch hier verweist Hildegard auf Nebenwirkungen: daß man den »Klartrank« wirklich nur bei Erkrankungen mit Schmerzen der Lunge verwenden sollte. Wenn die Lungenschmerzen irgendeine andere Ursache haben, kann dieses Getränk sogar schaden.

Als eine Erkrankung der Lunge mit Schmerzen kann man z.B. die Atembeschwerden des Rauchers werten, aber auch die Mehlstaublunge, früher eine Berufskrankheit der Bäcker, und die Steinstaublunge der Steinmetze bzw. die Kohlenstaublunge der Bergleute sind hierzu zu rechnen.

Alant-Rezept gegen chronische Lungenerkrankungen

1–2 Feigen
frischen Alant
Galgant
zirka 1 Liter Wein

Man nimmt 1–2 Feigen, *zerschneidet sie in Stücke, fügt die doppelte Menge* frischen Alant *hinzu und kocht das Ganze unter Beigabe von einigen Wurzelstückchen* Galgant *in* zirka 1 Liter Wein *4–5 Minuten. Danach läßt man es noch etwas stehen und seiht es dann durch ein Tuch, damit man einen Klartrank erhält. Wer keinen Wein mag oder keinen trinken darf/soll, kann ersatzweise* Wasser *verwenden. Dies ergibt dann eine Art Tee.*

Davon sollte der Patient öfters ein kleines Gläschen möglichst warm trinken, solange die Schmerzen anhalten. Es gibt hierzu in der Hildegard-Heilkunde noch nicht allzuviel Erfahrungen, aber Patienten mit Lungenschmerzen sollten dies auf jeden Fall einmal als begleitende Maßnahme ausprobieren.

Aloe

Die Aloe gehört zur Familie der *Liliaceae*. Die Urheimat ist Südafrika, von der sie nachweislich schon zwischen 3 000 bis 2 000 Jahre v. Chr. in die damaligen Kulturländer gebracht und dort für Heilzwecke eingesetzt wurde. Man kennt auf der ganzen Welt inzwischen 200 bis 300 verschiedene Arten, von denen aber für medizinische Zwecke nur sehr wenige verwendet werden.

Die gebräuchlichsten Arten sind die Kap-Aloe, *Aloe ferox*, und die Westindische Aloe von Curaçao und Barbados, die *Aloe barbadensis*. Der Name »Aloe«, in fast allen Sprachen gleichlautend, kommt von der arabischen Bezeichnung dieser Pflanze »*Alloeh*«. Der Beiname »*ferox*« (aus dem Lateinischen = wild) weist darauf hin, daß man die wilden Arten für Heilzwecke bevorzugt.

Die in Apotheken als Pulver oder in Körnchenform erhältliche Aloe wird aus dem eingekochten Saft der Aloe-Blätter hergestellt: Man schneidet die sehr fleischigen und saftigen Blätter ab, läßt sie ausfließen oder preßt sie aus. Die Blätter werden auch getrocknet und zusammen mit anderen Pflanzen in vielen Abführ- und Blutreinigungstees verwendet.

Die Aloe enthält sehr stark abführende Anthraglykoside und Harze, so daß sie nur sehr selten und mit Auflagen ohne Beimischung anderer Ingredienzen zur innerlichen Anwendung verschrieben wird. Sie schmeckt außerdem sehr bitter und wirkt deshalb galletreibend.

Wegen ihrer guten darmanregenden Wirkung und des damit verbundenen Verlusts an Elektrolyten sollte man Aloe nicht länger als maximal sechs Wochen hintereinander einnehmen. Deshalb ist natürlich die innerliche

Aloe wird schon seit langem in der Heilkunde verwendet – ihr Saft schmeckt allerdings besonders bitter

Aloe wirkt:

- *antibakteriell*
- *darmanregend*
- *galletreibend*
- *abführend*
- *blutreinigend*

Die heilige Hildegard schreibt über Allergien:

»Der Saft der Aloe ist warm und hat große Kraft. Wenn jemand täglich starkes Fieber im Magen hat, mache er einen Hanf-Umschlag mit Aloe, lege ihn auf den Magen und den Nabel, und das Fieber wird weichen. Denn der Geruch (dieses Saftes) *stärkt den Körper des Menschen innerlich, ermüdet aber dennoch den Kopf, aber die Ermüdung, die im Kopf des Menschen ist, reinigt es.«*

Anwendung von Aloe auch bei einem Darmverschluß verboten und wegen des Mineralstoffverlustes bei einer Schwangerschaft nicht ratsam. Während der Menstruation sollten Frauen ebenfalls keine Aloe-Präparate einnehmen. Vorsicht: Längerer Gebrauch führt zu einer gewissen Abhängigkeit!

Früher benutzte man Aloe auch, um den Kindern das Nägelkauen abzugewöhnen, indem man die Nägel mit dem Saft benetzte. Wegen ihrer antibakteriellen Wirkung werden die aufgeschnittenen Blätter oder auch nur der ausfließende Saft der Aloe äußerlich zur Wundheilung und bei verschiedenen Hauterkrankungen mit gutem Erfolg eingesetzt. Die Erfahrungsheilkunde wußte schon seit Jahrtausenden davon; heute erfährt sie nachträglich wissenschaftliche Bestätigung.

Im indischen und chinesischen Kulturraum sagte man der Pflanze nach, daß sie die »bösen Geister« abhalten könne, und verbrannte sie deshalb als Weihrauch. Auch hierbei spielt die antibakterielle Wirkung eine Rolle, denn der Rauch tötete Krankheitskeime, und so konnten die »bösen Geister« nicht zur Geltung kommen – ein gewisser Schutz gegen Infektionskrankheiten.

Nun aber zum Gebrauch der Aloe in der Hildegard-Heilkunde.

Aloe-Umschlag auf den Magen gegen Allergien

Die große Heilkraft des »warmen« Aloe-Safts kommt auch Allergikern zugute

Mit »Fieber im Magen« bezeichnet die heilige Hildegard alle Allergien, die nach neuesten Forschungen größtenteils vom Verdauungstrakt ausgehen. Für diesen Umschlag werden einige Aloe-Körner, die man grammweise in jeder Apotheke erhält, in Wasser aufgelöst. Mit diesem Aloe-Wasser wird dann das Leinentuch getränkt und als Umschlag auf die Magenpartie aufgelegt. Sehr wichtig ist dabei, daß wirklich ein *reines* Leinentuch, das ja aus Hanf hergestellt ist, verwendet wird, also keinerlei Kunstfaser oder Synthetik enthält. Erst die Verbindung von Aloe und Leinen bringt die erwünschte Wirkung.

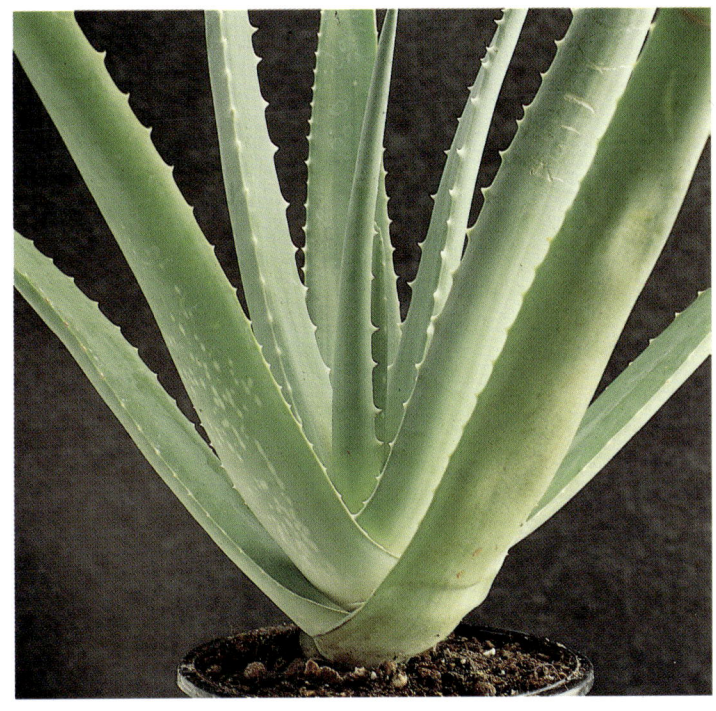

In Indien und China werden mit Aloe die »bösen Geister« vertrieben

Häufig wird die Frage gestellt: Soll der Umschlag warm oder kalt gemacht werden? Hierzu gibt die heilige Hildegard keine direkten Anweisungen, zumindest nicht unter Aloe. An anderer Stelle sagt sie uns aber: »Wir müssen auf die Stimme unserer Seele hören, wenn wir gesunden wollen!« Dies gilt nach ihr bei allen Anweisungen, bei denen sie uns quasi freie Hand läßt. Ob der Umschlag nun warm oder kalt sein soll, entscheidet folglich allein der Patient. Wenn er das Gefühl hat, daß ihm Wärme auf der Magenpartie in Form des Umschlags guttun würde, dann sollte er sich danach richten; wenn ihm Kälte angenehmer erscheint, ebenso. Das kann sich aber im Zeitraum einer Erkrankung von Tag zu Tag durchaus ändern, und der Patient sollte sich immer von seinem Gefühl leiten lassen.

Brustwickel mit Aloe bei Husten

Bei Husten jeder Art wird ein Aloe-Umschlag in der von Hildegard besprochenen Weise auf die Brust gelegt, aber

Die heilige Hildegard schreibt über die Aloe bei Husten:

»Wer Husten hat, der lege ein so mit Aloe bereitetes Hanf-Tuch auf seine Brust, daß er auch diesen Geruch mit der Nase einzieht, und der Husten wird weichen.«

so, daß man gleichzeitig den Geruch der Aloe einziehen kann, das heißt, die Aloe inhaliert – je länger, desto besser wird der Husten. Auch hier entscheidet der Patient, ob der Umschlag warm oder kalt sein soll.

Mischpulver mit Aloe gegen Schüttelfrost

Wegen des frischen Andorn-Saftes und der anderen Zutaten ist das Rezept etwas schwierig herzustellen. Das von Hildegard beschriebene Rezept in Pulverform aber kann jeder Apotheker zusammenstellen:

Die heilige Hildegard schreibt über den Schüttelfrost:

»Wer Schüttelfrost hat, der nehme Andorn-Saft oder, wenn es Winter ist, dessen Pulver und mehr Aloe und Süßholz mehr als Lorbeer, koche dies in Wein, seihe es durch ein Tuch, füge Honig-Würze dazu, und selbst wenn er schon vom Schüttelfrost geplagt wird, wird er schnell geheilt werden, welcher Schüttelfrost es auch immer sei, ausgenommen das Viertagefieber (Malaria).«

Mischpulver-Rezept gegen Schüttelfrost

Andorn-Pulver
Aloe-Pulver
Lorbeerfrucht-Pulver
Süßholz-Pulver
1 Liter Wein
M. f. Pulv.

Andorn-Pulver *(10,0)*, **Aloe-Pulver** *(12,0)*, **Lorbeerfrucht-Pulver** *(14,0)*, **Süßholz-Pulver** *(16,0)* *und* **M. f. Pulv.** *mischen.*

Diese Mischung wird in zirka **1 Liter Wein** *einige Minuten gekocht und anschließend nach Geschmack mit Honig-Würze – also in Wasser oder Fenchel-Tee aufgelöstem Honig – gesüßt. Der Patient sollte so lange von diesem bittersüßen und leicht erwärmten Wein schlückchenweise etwas trinken, bis der Schüttelfrost zurückgeht.*

Aloe-Wasser gegen Gelbsucht

Da man nie genau die Ursache der Gelbsucht kennt, sollte man sich vor Anwendung der von Hildegard vorgeschlagenen Methode mit seinem Arzt oder Heilpraktiker absprechen. Wenn die Gelbsucht durch einen Gallenstein ausgelöst wird, der die Gallenwege verschließt, sollte man diese Aloe-Kur nicht anwenden. Gottfried Hertzka schrieb in seinem Büchlein »So heilt Gott«, daß man mit dieser Methode in neun von zehn Gelbsuchtfällen innerhalb kurzer Zeit Erfolg habe. Bei einer durch falsche Ernährung ausgelösten Gelbsucht etwa hilft dieses Rezept prompt.

Die heilige Hildegard schreibt über die Gelbsucht:

»Wer Gelbsucht hat, lege Aloe in kaltes Wasser und trinke es morgens und wenn er schlafen geht, und dies tue er drei- oder viermal, und er wird geheilt werden.«

Man benötigt für diese kleine Gelbsuchtkur maximal **6 Beutelchen grobes Aloe-Pulver** *mit jeweils* **1/2 Gramm.** *Das packt jeder Apotheker auf Wunsch so ab. Zur Kur verrührt man den Inhalt einer solchen 1/2-Gramm-Packung in einem Glas* **Quell-** *oder* **Leitungswasser** *(kein Mineralwasser verwenden), läßt dies zirka 12 Stunden stehen und trinkt dann das darüberstehende Wasser vorsichtig ab, ohne den Bodensatz aufzuwühlen. Die Einnahme am Morgen rührt man abends ein, für die Einnahme am Abend wird dies morgens gemacht. Meist ist der Fall nach dreimaliger Einnahme behoben. Wenn die Gelbsucht nach maximal 5 – 6 Einnahmen, also nach 3 Tagen, noch nicht weg ist, hilft dieses Mittel in diesem Fall nicht.*

Aloepulver-Rezept für Gelbsuchtkur

6 Beutelchen grobes
Aloe-Pulver
(je 1/2 Gramm)
Quell- oder
Leitungswasser

Aloe mit Galgant-Pulver gegen Kopfschmerzen und Migräne

Im Kapitel »Galgant« schreibt die heilige Hildegard über die Aloe:

»Ein Mensch, dem zuviel Schleim Dunst im Kopf verursacht und sein Gehör vernichtet, nehme Galgant und zu einem dritten Teil davon Aloe und Dost, zweimal soviel wie Galgant, und Pfirsichblätter im gleichen Gewicht wie Dost. Aus diesem mache er ein Pulver und gebrauche es täglich nach dem Essen und nüchtern.«

Mischpulverrezept gegen Kopfschmerzen und Migräne

*3 Teile Galgant-Pulver
1 Teil Aloe-Pulver
6 Teile Dost-Pulver
6 Teile Pfirsichblätter-Pulver
M. f. Pulv.*

3 Teile Galgant-Pulver, 1 Teil Aloe-Pulver, 6 Teile Dost-Pulver, 6 Teile Pfirsichblätter-Pulver *und* M. f. Pulv. *mischen.*
Von diesem scharf-bitter schmeckenden Pulver, das der Apotheker herstellen kann, wenn er das etwas schwierig zu besorgende Pfirsichblätter-Pulver beibringt, nimmt der Patient mit Kopfschmerzen oder Migräne über einen Zeitraum von maximal 6 Wochen nach jedem Essen 1 Messerspitze voll.
Nach 6 Wochen ist eine Pause von 6–8 Wochen dringend anzuraten, da man Aloe wegen seiner darmanregenden Wirkung und des damit verbundenen Verlusts an Elektrolyten nicht länger einnehmen sollte. Nach dieser Pause kann der Patient das Pulver wieder 6 Wochen lang einnehmen.

Andorn

Der Gemeine Andorn, *Marrubium vulgare*, ist ein uraltes Heilkraut. Schon Hippokrates, der Vater der Heilkunde, führt es in einer Liste der wichtigsten Kräuter mit auf, und seither wird es von Ärzten in der Heilkunde angewandt.

Der botanische Name dieser Pflanze wird vom hebräischen Wort »*marrob*« abgeleitet, was soviel wie »bitterer Saft« heißt. Der Andorn gehört noch heute zu den fünf bitteren Kräutern, die beim jüdischen Passahfest zu den ungesäuerten Broten gegessen werden, gemäß der Mischna-Überlieferung. Der Beiname »*vulgare*« bedeutet soviel wie »gewöhnlich«, »leicht anzutreffen«, »häufig«. Im alten Ägypten wurde Andorn von den Priesterärzten »Saat des Horus« genannt, und Celsus (100 n. Chr.) beschrieb in seiner Enzyklopädie »Artes« den Andorn als Heilpflanze.

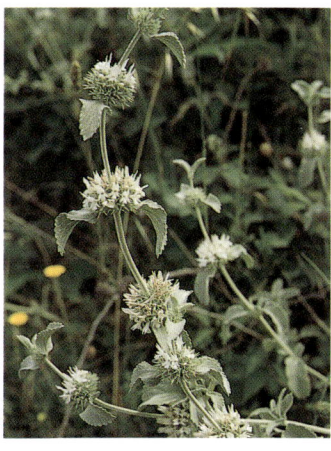

Andorn wurde schon von Hippokrates genutzt

Verwendet wird die ganze Pflanze, *Herba Marrubii*. Der Andorn enthält bis zirka ein Prozent den Diterpenbitterstoff Marrubin, außerdem Harze, ätherische Öle, Kalium, Eisen und Gerbstoffe. Der Abbaustoff des Marrubins im Körper, die Marrubinsäure, wirkt galletreibend, verdauungsfördernd und dadurch entgiftend auf die Leber; die anderen Stoffe wirken schleimlösend und entkrampfend auf Lunge und Bronchien. Hierfür wird er meist als Tee eingesetzt, wobei darauf zu achten ist, daß man das geschnittene Kraut mit dem Wasser erst einmal kurz aufkochen sollte, bevor man es noch einige Minuten ziehen läßt. Äußerlich wird Andorn in der Volksheilkunde manchmal auch als Wundmittel eingesetzt. Nebenwirkungen sind bisher nicht bekannt.

Andorn wirkt:

- *entgiftend*
- *schleimlösend*
- *galletreibend*
- *verdauungsfördernd*

Der Andorn wächst in ganz Europa, Nordafrika und Asien. Er liebt offenes, trockenes Gelände, besonders Ödland. Der Andorn ist ein filziges, weißlichgrünes Kraut von bis zu 50 Zentimeter Höhe; die vierkantigen Stengel tragen fast runde, grobgezähnte Blätter, die sich immer gegenüberstehen und an deren Ansatz die kleinen weißen Blüten sitzen. Die Pflanze wird von Leuten, die sie nicht genau kennen, beim flüchtigen Hinsehen oftmals für eine Art Brennessel gehalten, mit der sie entfernt Ähnlichkeit hat.

Andorn-Umschlag bei Schwerhörigkeit

Bei plötzlich auftretender Schwerhörigkeit ist Andorn ein Mittel der Wahl. Bei einer schon chronischen Schwerhörigkeit oder Taubheit allerdings kann ein Andorn-Umschlag nur in den seltensten Fällen etwas bewirken.

Andorn-Rezept gegen Schwerhörigkeit

Andorn-Kraut

*Man kocht eine bestimmte Menge **Andorn-Kraut**, also alles, was über der Erde wächst, kurz und kräftig ab, seiht es ab und läßt sofort »seinen warmen Dunst in die Ohren dringen«, das heißt, der vom gekochten Kraut aufsteigende Dampf soll irgendwie ins Ohr geleitet werden. Man kann dies z.B. mit einem Trichter bewerkstelligen.*
Wenn die gekochten Kräuter nicht mehr allzuviel Dampf abgeben, werden sie noch heiß als Packung um die Ohren und den Kopf gelegt. Ein einfaches Leinentuch oder ein Dreieckstuch aus dem Erste-Hilfe-Kasten leistet hierfür gute Dienste.

Andorn-Wein I – bei Infektionen im Hals- und Kopfbereich

Hier zunächst einmal das auf Hildegard aufbauende Rezept zu diesem Andorn-Wein, das sich in vielen Praxen und privaten Haushalten bestens bewährt hat.

1–2 Eßlöffel geschnittenes Andorn-Kraut *(Hb. Marrubii) werden in* **zirka ¼ Liter Wasser** *3–4 Minuten leicht gekocht und abgeseiht. In diesen Andorn-Tee gibt man nun* **½ Liter Weißwein** *und* **1 Eßlöffel Butter** *oder* **süße Sahne** *(Süßrahm, Schlagrahm) und kocht dies nochmals kurz auf. Der Kranke sollte von dieser bitteren Medizin zwei- bis dreimal am Tag zirka 80–100 Milliliter* **warm** *trinken. Diese Wärme ist besonders wichtig, weil mit einem kalten Getränk im Halsbereich zusätzlich ein negativer Reiz geschaffen würde. Die Dauer bis zur Ausheilung beträgt bei regelmäßiger Einnahme normalerweise etwa 1 Woche, selten länger.*

Andornwein-Rezept gegen Infektionen im Hals- und Kopfbereich

1–2 Eßlöffel geschnittenes Andorn-Kraut
zirka ¼ Liter Wasser
½ Liter Weißwein
1 Eßlöffel Butter oder Sahne

Bewährt hat sich dieses Rezept bei allen chronischen und akuten Erkrankungen im Hals- und Rachenbereich, wie Katarrh, Mandelentzündung, Nebenhöhlen- und Kehlkopfentzündungen sowie im Kopfbereich. Über den Kehlkopfbereich wirkt sich der Andorn-Wein aber auch positiv auf die Bronchien aus.

Da alle Erkrankungen in diesem Bereich, wenn sie chronisch werden, als Krankheitsherde eine enorme Streuwirkung auf den gesamten Körper haben, ist der Andorn-Wein in der heutigen Zeit besonders wertvoll. Mit seiner Hilfe kann man nicht nur die beschriebenen Erkrankungen ausheilen, sondern auch gleichzeitig diese Herde, die Rheuma- und Nierenerkrankungen bis hin zu Herzmuskelentzündungen auslösen können, rechtzeitig ausschalten, bevor sie größeren Schaden anrichten.

Die heilige Hildegard schreibt über Halsentzündungen:

»Wer in der Kehle krank ist, koche Andorn in Wasser, seihe es durch ein Tuch, füge zweimal soviel Wein bei, lasse es unter Beigabe von genügend Fett nochmals aufkochen und trinke es oft, und er wird in der Kehle geheilt werden.«

Durch den bitteren Geschmack dieses Getränks werden natürlich im Magen-Darm- sowie im Leber- und Gallebereich die Verdauungssäfte angeregt, so daß es zusätzlich regulierend und entkrampfend auf den Verdauungsapparat einwirkt.

Andorn-Wein II – bei Husten

Die heilige Hildegard schreibt über den Husten:

»Wer Husten hat, nehme Fenchel und Dill in gleichem Gewicht, füge ein Drittel Andorn bei, koche das mit Wein, seihe es durch ein Tuch und trinke es, und der Husten wird weichen.«

Dieser Hustenwein beseitigt nicht nur allgemein den Husten, sondern bekämpft auch dessen Ursache, z.B. eine starke Erkältung oder Grippe, und trägt somit zum Heilungsprozeß bei.

Andornwein-Rezept gegen Husten

10 Gramm Andorn-Kraut
30 Gramm Fenchel-Kraut
30 Gramm Dill-Kraut
1 Liter guter Wein

10 Gramm Andorn-Kraut (*Hb. Marrubii*), **30 Gramm Fenchel-Kraut** (*Hb. Foeniculi*) und **30 Gramm Dill-Kraut** (*Hb. Anethi*) mischen.
Diese Kräutermischung wird in **1 Liter gutem Wein** *3–4 Minuten abgekocht; danach läßt man sie noch etwas ziehen und seiht ab. Der Patient trinkt mehrmals am Tag ein kleines Gläschen davon (warm), bis der Husten vorbei ist. Zum Warmhalten empfiehlt sich eine Thermoskanne.*

Andorn-Wein III – bei Blutungen im Magen-Darm-Bereich

»Gebrochene und kranke Eingeweide« sind bei Hildegard »gastrointestinale Blutungen«, also Blutungen der Schleimhäute im Magen-Darm-Bereich. Diese treten nicht selten bei längerfristiger Einnahme starker Medikamente (mit entsprechenden Nebenwirkungen) auf, aber auch bei chronischen Magen-Darm-Erkrankungen, wie z.B. Colitis oder der Crohn-Krankheit.

Eine kurzzeitige Einnahme solcher nebenwirkungsreichen Medikamente ist oftmals lebensnotwendig und führt in der Regel auch nicht zu Blutungen. Chronisch Kranke müssen aber wohl oft diese Nebenwirkungen infolge Dauereinnahme in Kauf nehmen, weil sie das kleinere Übel zu sein scheinen. Dies abzuwägen obliegt dem behandelnden Arzt, der die Verantwortung dafür trägt und sich die Entscheidung sicher nicht leichtmacht. Oftmals werden durch solche Medikamente die letzten Wochen oder Monate eines todkranken Patienten beschwerdefrei. Bei Blutungen im Magen-Darm-Bereich kann man mit diesem Andorn-Wein helfend eingreifen. Hier das Rezept.

Die heilige Hildegard schreibt über kranke Eingeweide:

»Wer gebrochene und kranke Eingeweide hat, koche Andorn mit Wein unter Beigabe von genügend Honig. Er trinke es oft abgekühlt, und die Eingeweide werden geheilt.«

---

1 Teelöffel Andorn *(Hb. Marrubii) wird in* ¼ Liter Wein *3–4 Minuten gekocht.* Honig *nach Geschmack des Patienten dazugeben, nochmals kurz aufkochen, abseihen und zwei- bis dreimal täglich 1 kleines Gläschen nehmen (Kinder zwei- bis dreimal täglich 1 Teelöffel). Auf Wunsch kann der Patient auch mehr trinken. Dieser Andorn-Wein sollte »abgekühlt«, das heißt mit Zimmertemperatur eingenommen werden.*

Andorn-Wein-Rezept gegen Blutungen im Magen-Darm-Bereich

1 Teelöffel Andorn
¼ Liter Wein
Honig

---

1 Teil Salbei, 1 Teil Majoran, 1 Teil Fenchel *und* 3 ½ Teile Andorn *werden frisch im Mixer zu einem Brei verarbeitet, dann gibt man weiche Butter dazu und verrührt das Ganze zu einer Salbe.*

Salbenrezept gegen Kopfschmerzen durch verdorbene Speisen

1 Teil Salbei
1 Teil Majoran
1 Teil Fenchel
3 ½ Teile Andorn

Salbe gegen Kopfschmerzen durch verdorbene Speisen

Auch in Hildegards Buch »Ursachen und Behandlung der Krankheiten« steht Interessantes über den Andorn:

»Vom Kopfschmerz durch Verqualmung des Magens«

»Wenn eine Speise, die einen verdorbenen Saft enthält, einem Menschen im Kopf Schmerzen macht, soll er gleiche Gewichtsteile Salbei, Majoran und Fenchel nehmen und mehr als das Gesamtgewicht davon Andorn. Den zu einem Brei verriebenen Kräutern fügt er genügend Butter hinzu oder, wenn er diese nicht hat, mache er nach Zusatz von Fett aus diesem eine Salbe, reibe damit den Kopf ein, und er wird sich besser befinden. Denn Salbei, Majoran und Andorn sind trockener Natur und trocknen deshalb die vorgenannten Säfte aus. Der Saft des Fenchels aber ist feucht, und dieser mildert die Wirkung der eingetrockneten Säfte. Daher erleichtern sie, wenn aus ihnen mit Butter oder Fett, die heilsam sind, eine Salbe bereitet wurde, den vorgenannten Kopfschmerz.«

Bei Kopfschmerzen durch irgendeine Speise, die man offensichtlich nicht vertragen hat, reibt man den Kopf vor dem Schlafengehen an den schmerzenden Stellen mit der Salbe ein und bedeckt ihn mit einer Mütze oder umwickelt ihn mit einem Tuch. Meist ist am nächsten Morgen der Kopfschmerz verflogen oder hat sich zumindest erheblich gebessert.

Brennessel

Die Große und die Kleine Brennessel, *Urtica dioica* und *Urtica urens*, gehören zur Gattung der Nesselgewächse, der man häufig in der Natur dort begegnet, wo sie der Mensch nicht entschieden bekämpft. Die Brennessel ist als »Unkraut« verschrien und hat dennoch enorme Heilkraft.

Die Große Brennessel wird bis zu zwei Meter hoch, die Kleine nur etwa 50 Zentimeter. In der Volksmedizin wird von Kennern der frischgepreßte Brennessel-Saft oder auch der Tee aus den frischen oder getrockneten Brennesseln als harntreibendes, blutzuckersenkendes und blutreinigendes Mittel hoch geschätzt. Beide Brennessel-Arten enthalten Vitamin C und A, Gerbstoffe und Kieselsäure. Die Brennhaare enthalten Histamin, auf das manche Leute allergisch reagieren. Durch Trocknen oder Überbrühen wird es aber für den Menschen unschädlich. Als Allergieauslöser kommt also nur die frische Brennessel in Frage.

Bei Rheuma und Gicht wird die Brennessel seit jeher sowohl äußerlich als auch innerlich eingesetzt; in manchen Regionen wird sie dem Bier oder dem Wein zugesetzt oder auch nur als Tee getrunken. In ländlichen Gegenden ließ man sich früher bei Rheuma mit Großen Brennesseln auspeitschen – eine sicher radikale, aber hilfreiche Methode, denn sie hat sich in der Volksheilkunde bis heute erhalten. Wegen ihres hohen Gehaltes an Eisen, Eiweiß, Natrium und Kalk dient die Brennessel vielerorts auch zur erfolgreichen Aufzucht von Hühnern.

Der Absud oder der alkoholische Auszug aus der Brennessel-Wurzel wird als Haarwuchsmittel, gegen übermäßige Schuppen und als Gurgelmittel verwendet. Neuer-

Die heilige Hildegard schreibt über die Brennessel:

»Wenn die Brennessel frisch aus der Erde sprießt, ist sie gekocht nützlich für die Speisen des Menschen, weil sie den Magen reinigt und den Schleim aus ihm wegnimmt. Und dies macht jede Art der Brennessel.«

Die Brennessel-Peitsche – eine hilfreiche Methode bei Rheumaschmerzen

Die Brennessel wird oft als »Unkraut« betrachtet; ihre Heilkraft ist jedoch unbestritten.

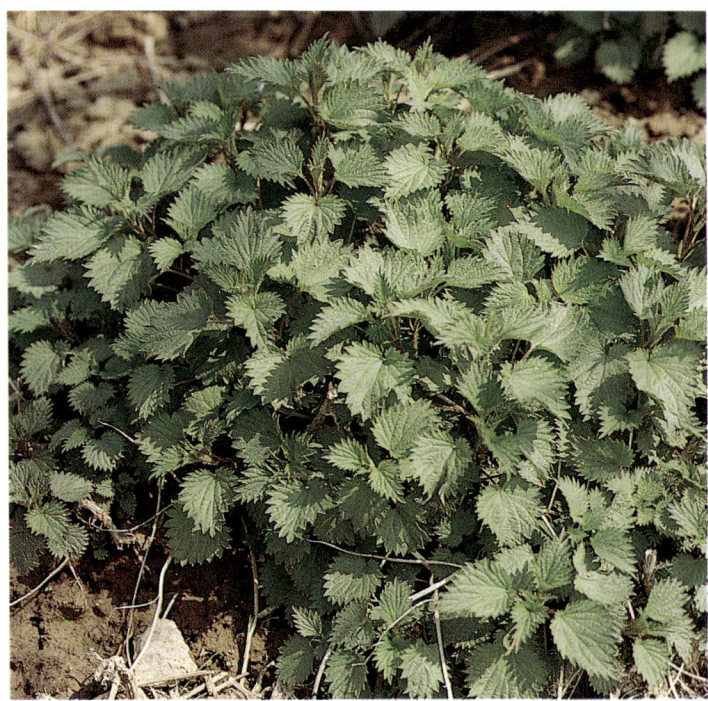

dings setzen manche naturheilkundlich eingestellte Urologen auch Brennessel-Extrakt in Kapselform mit gutem Erfolg gegen eine Vergrößerung der Prostata im ersten und zweiten Stadium ein.

Nicht einsetzen sollte man die Brennessel bei starken Ödemen, also bei Wasseransammlungen im Gewebe, die auf eine eingeschränkte Funktion der Herz- und/oder Nierenfunktion zurückzuführen sind. Hier ist vor einer Selbstbehandlung unbedingt ein Arzt oder Heilpraktiker zu Rate zu ziehen.

Bereits im Altertum wurde die Brennessel homöopathisch angewendet

Schon im Altertum war die Brennessel als Heilmittel gegen die verschiedensten Erkrankungen bekannt; Plinius im 1. Jahrhundert n. Chr. etwa verschrieb Brennessel-Saft gegen deren Stiche: Er heilte also »Gleiches mit Gleichem«, wie es heute noch in der Homöopathie üblich ist.

Auch die heilige Hildegard von Bingen schätzte die Heilkraft der Brennessel und hat uns einige Anwendungsformen überliefert, die bis jetzt wenig bekannt waren, sich aber in der Praxis ausgezeichnet bewährt haben.

Übrigens: Vor der Einfuhr der Baumwolle wurden in Mitteleuropa die Fasern der Großen Brennessel zu rauhen Stoffen versponnen. Den Namen »Nesselstoff« gibt es heute noch, ohne daß man offenbar weiß, woher er kommt.

Brennessel wirkt:

- *reinigend*
- *harntreibend*
- *blutzuckersenkend*
- *haarwuchsfördernd*

Brennessel-Spinat oder Brennessel-Pulver zur Magenreinigung

Die heilige Hildegard gibt uns indirekt einen Tip für einen Brennessel-Spinat oder für die Verwendung von Brennessel als Zusatz zu anderen Speisen.

Die frischen, jungen Brennesseln werden im April und/oder Mai gepflückt, wenn sie aus dem Boden sprießen und eine Höhe von maximal sechs bis acht Zentimetern erreichen. Beim Ernten sollte man unbedingt Handschuhe anziehen, da das Brennen auf der Haut sehr unangenehm sein kann.

Für einen Brennessel-Spinat benötigt man pro Person **zirka 150 Gramm frische Brennesseln.** *Sie werden gesäubert, gewaschen und mit kochendem Wasser überbrüht; nach einer kurzen Ruhepause püriert man sie mit einem Mixstab im Topf, schmeckt sie mit* **Pfeffer, Salz** *und* **Muskatnuß** *ab und dickt sie eventuell zum Schluß noch mit etwas* **Dinkel-Mehl** *und* **süßer Sahne** *ein.*

Rezept für Brennessel-Spinat

zirka 150 Gramm frische Brennesseln Pfeffer, Salz Muskatnuß Dinkel-Mehl süße Sahne

Dieser Brennessel-Spinat zur Frühjahrszeit schmeckt köstlich, reinigt gleichzeitig den Magen von üblem Schleim und entschlackt den ganzen Körper. Man kann natürlich auch die jungen, frischen Triebe trocknen, zu Pulver verarbeiten und dann den verschiedenen Speisen als Würze und Medizin beigeben. Achtung: Unbedingt mitkochen, damit das Pulver seine reinigende Wirkung entfalten kann. Die beigefügte Menge richtet sich nach dem Geschmack des einzelnen.

Köstlich und gesund zugleich: Brennessel-Spinat

Findige Leute, die das ganze Jahr über Brennessel-Spinat essen möchten, pflanzen Brennessel im Garten an, schneiden sie, wenn sie zu hoch wird, einfach ab und verwenden sie dann als Mulch. Aus den nachwachsenden kleinen Brennesseln bereiten sie sich immer wieder frischen Spinat. Brennesseln im Garten haben übrigens noch einen erfreulichen Nebeneffekt: Sie schützen Pflanzen und Sträucher in der Nähe vor übermäßigem Insektenbefall.

Brennessel-Vergeßlichkeitsöl

Man pflückt für das »Brennessel-Vergeßlichkeitsöl«, von Gottfried Hertzka »Gedächtnisöl« genannt, die frischen Brennesseln in der Phase des zunehmenden Mondes, gibt sie in einen Entsafter und mischt den herausfließenden Saft mit etwas reinem Oliven-Öl. Man kann die Brennesseln auch im Mixer zerkleinern und diesem Pflanzenbrei dann etwas Oliven-Öl beigeben. Beide Arten der Zubereitung sind wirksam.

Vor dem Schlafengehen sollte man sich damit zuerst das Brustbein und die beiden Schläfen einreiben. Da die heilige Hildegard dieses Öl in ihren Schriften an verschiedenen Stellen immer wieder erwähnt und stets die Reihenfolge Brustbein – Schläfen nennt, sollte man sich unbedingt daran halten. Diese Einreibung empfiehlt sich über einen längeren Zeitraum, also mehrere Monate lang, jeden Abend – »…und die Vergeßlichkeit in ihm wird vermindert werden.«

Das Gedächtnisöl hilft aber nur, wenn man seine Vergeßlichkeit selbst bemerkt und etwas dagegen unternehmen möchte. Deshalb schreibt die heilige Hildegard: »…ein Mensch, der gegen seinen Willen vergeßlich ist«.

Natürlich wirkt dieses Öl auch und vor allem bei Konzentrationsstörungen, wie sie heutzutage weit verbreitet sind. Schon die Kinder in der Schule sind (durch zuviel Fernsehen?) häufig unkonzentriert und in ihrer Merkfähigkeit eingeschränkt. Aber auch viele streßgeplagte Erwachsene klagen darüber, daß sie »in letzter Zeit so

Die heilige Hildegard schreibt über die Brennessel weiter:

»Ein Mensch, der gegen seinen Willen vergeßlich ist, zerstoße Brennesseln und füge etwas Oliven-Öl hinzu. Wenn er schlafen geht, salbe er damit seine Brust und die Schläfen, und dies tue er oft, und die Vergeßlichkeit in ihm wird vermindert werden.«

vergeßlich sind«. In diesen Fällen ist selbst zubereitetes Brennessel-Öl genau das richtige.

Wenn jemand infolge einer schweren Krankheit, z.B. durch Alzheimer-Krankheit oder Arteriosklerose der Hirngefäße, verwirrt ist und deshalb alles vergißt, wenn ihm also seine Vergeßlichkeit gar nicht mehr bewußt wird, dann hilft dieses Mittel bei ihm freilich nicht mehr.

Mit Brennessel das Reitpferd behandeln

Für Reitsportler, die eigene Pferde haben und sie naturheilkundlich behandeln wollen, sind Hildegards Ratschläge sicher eine Hilfe:

»Wenn die Hitze des Rheumas aus den Nüstern des Pferdes fließt, so daß es davon hustet, dann koche die brennende Nessel und mehr Liebstöckel in Wasser und laß diesen warmen Dampf durch seine Nüstern und sein Maul gehen, unter Anlegung des Zügels, und es wird geheilt werden.«

Die heilige Hildegard schreibt über Pferde:

Hierzu muß gesagt werden, daß zu Zeiten Hildegards das Wort »Rheuma« eine völlig andere Bedeutung hatte als heute. Man bezeichnete mit »Rheuma« damals eine Art Fließschnupfen der Pferde (fließender Rotz aus den Nüstern). Dieser geht natürlich mit Husten einher, und manchmal erhöht sich beim Pferd auch die Temperatur. In solchen Fällen soll Hildegards Ratschlag recht gut helfen.

Pferde, die von Bauchkoliken geplagt werden, vor allem wenn sie offensichtlich dazu neigen, sollte man Hildegards Rat zugute kommen lassen: Einfach kleingeschnittene Brennnesseln und Liebstöckel – besser bekannt unter dem Namen »Maggi-Kraut« – unter das Futter mischen.

Die heilige Hildegard schreibt weiter über Pferde:

»Wenn das Pferd Bauchschmerzen hat, mische oft die brennende Nessel und mehr Liebstöckel unter sein Futter, so daß es dies gleichzeitig frißt, und es wird geheilt werden.«

Brennessel gegen Lungenschmerzen

Im Buch »Causae et Curae« (Ursachen und Behandlungen der Krankheiten) kann man ein weiteres Rezept der heiligen Hildegard nachlesen, das unter anderem auch Brennessel enthält. Sie schreibt dort:

»Vom Lungenschmerz«	*»Nimm auch Dill und dreimal soviel Liebstöckel und ebensoviel Brennessel wie Dill und fülle das, mit reinem, gutem Wein gekocht, in einen Topf. Solange es seinen Geruch noch behält, kannst du von ihm, nachdem es durch ein Tuch geseiht ist, nüchtern und nach dem Frühstück trinken, aber wenig und mit Vorsicht.«*

Solange dieser Geruch anhält, ist das Mittel gegen Lungenschmerzen einsetzbar. Ist er schon verflogen, sollte man es nicht mehr verwenden, da es inzwischen wirkungslos geworden ist. Bei Lungenschmerzen trinkt man davon vor und nach dem Frühstück ein kleines Gläschen, also zirka 30 Milliliter.

Brennesselrezept gegen Lungenschmerzen *30 Gramm Dill-Kraut 90 Gramm Liebstöckel-Kraut 30 Gramm Brennessel-Kraut 1 Liter Wein*	**30 Gramm Dill-Kraut, 90 Gramm Liebstöckel-Kraut** *und* **30 Gramm Brennessel-Kraut** *mischen. Man kocht die frischen Kräuter in* **1 Liter Wein** *einmal kräftig auf, läßt sie ziehen und seiht sie ab. Der Wein riecht recht kräftig, vor allem nach dem Liebstöckel-Kraut.*

Fasten oder Reduktionskost?

Das Fasten – ursprünglich religiös motiviert – hat in der heutigen Zeit bei vielen seinen eigentlichen Sinn verloren, weil die Religion, wenn überhaupt, oftmals nur noch eine untergeordnete Rolle spielt. Heute denkt man meist in Kalorien oder Joule, in Fett-, Kohlenhydrat- und Eiweißanteilen, in Ballaststoffen, Vitaminen, Mineralien und Enzymen. Und die erfolgreiche Gewichtsabnahme mißt man in Kilogramm, damit hinterher das große Fressen wieder weitergehen kann.

Da bleibt für den eigentlichen Sinn des Fastens – Reinigung von Körper und Psyche – nur noch sehr wenig Raum. Daß man dabei auch einige Kilogramm verliert, sollte von der Idee her nur ein angenehmer Nebeneffekt sein.

Sicher muß man die eben erwähnten ernährungskundlichen Kategorien berücksichtigen, aber sie sollten nicht im Mittelpunkt stehen. Wenn man sich mit dem richtigen Fasten näher beschäftigt und es auch einmal selbst ausprobiert, lernt man den Wert eines Essens erst wieder richtig schätzen.

Liest man im Tugend- und Lasterkatalog der heiligen Hildegard von Bingen nach, so spielen 29 der 35 seelischen Heilungskräfte als Universalmittel eine erhebliche Rolle für das Fasten. Daraus ersieht man, welch großen Stellenwert das Fasten für die Psyche hat und wie es über die Psyche massiv auf den Körper einwirkt. Freiwilliges und bewußtes Fasten führt letztlich zur Rückbesinnung auf den Urgrund, zur Psychohygiene, wie sie mit kaum einer anderen Methode erreicht wird.

Danach ißt man dann wieder viel bewußter, man kaut ausgiebig, ganz im Sinne des Wortes »Mahlzeit«, das ja auf das alte Wort »mahlen« zurückgeht. Dieses Wort will

MERKE:
Fasten ist eine ausgezeichnete Möglichkeit zur äußerlichen und innerlichen Reinigung

Fasten hilft, »Mahlzeiten« bewußter wahrzunehmen und gesünder zu essen

uns also sagen, daß wir das Essen mit den »Mahlzähnen«, wie die Backenzähne auch genannt werden, im Mund zermahlen sollen und eigentlich erst dadurch den typischen Geschmack der einzelnen Speisen genießen können. Außerdem findet im Mund durch das intensive Kauen eine Art Vorverdauung statt. Durch das im Speichel enthaltene Ptyalin werden – aber nur bei intensivem Durchkauen und Zermahlen – die Kohlenhydrate in den Speisen aufgeschlossen, was den Magen-Darm-Trakt erheblich entlastet. Dies ahnten die Alten früher schon, und ihre Erfahrung schlug sich in dem Sprichwort nieder: »Gut gekaut ist halb verdaut!«

Heute wäre statt dessen eher »Schlingzeit« angebracht, denn wir schlingen meist nur noch, um irgend etwas in den Magen zu bekommen, damit das Hungergefühl gestillt ist – sofern wir dieses überhaupt noch kennen. Und da wir uns heute an die meist vom Arbeitsrhythmus diktierten Essenszeiten gewöhnt haben, stopfen wir gedankenlos irgend etwas in uns hinein. Der Körper wird es schon verarbeiten.

Zur Gewichtsreduktion hat sich in Hildegard-Kreisen die sogenannte Holländische Dinkel-Fastenkur (s. S. 31) herumgesprochen. In einigen Fällen kommt es – wie ich aus Hildegard-Kursen weiß – aber nur dann zu starker Gewichtsabnahme, wenn die Ernährung *völlig* auf Dinkel-Kost umgestellt wird. Denn wenn jemand sowieso schon Dinkel über längere Zeit gegessen hat, schlägt die Kur mit dem zweitägigen Wechsel zwischen Normalkost und Dinkel-Kost nicht mehr durch, weil ein körperlicher Gewöhnungseffekt eingetreten ist.

Vollständiges Hildegard-Fasten sollte man nur unter fachlicher Anleitung durchführen, am besten in einer Gruppe Gleichgesinnter, kombiniert mit Meditation und körperlicher Betätigung. Für das Einzelfasten zu Hause – ebenfalls mit Wissen und unter ständiger Kontrolle eines Arztes oder Heilpraktikers – sollte man über einen längeren Zeitraum eine Reduktionskur vorziehen.

Ein Grund des Fastens ist, daß wir wieder lernen, bewußt zu essen.

Ein zweiter Grund sollte eine Art Generalreinigung des ganzen Körpers sein, also eine Reinigung von Körper und Geist, um den »Müll« – den körperlichen wie den seelischen – loszuwerden. Ärzte nannten im letzten Jahrhundert das Fasten auch »das unblutige Messer des Internisten«, weil dadurch das kranke Gewebe abgebaut und das gesunde erhalten bleibt. Diese Generalreinigung erhöht die Widerstandskraft gegen alle anderen Krankheiten.

Der dritte Zweck des Fastens ist das Abnehmen. Dies sollte aber wirklich nur ein angenehmer Nebeneffekt sein und nicht im Mittelpunkt stehen. Die verlorenen Pfunde werden uns »geschenkt«, wenn wir unsere »Hausaufgaben« richtig machen. Dieses Geschenk ist allerdings um so willkommener, da in den sogenannten Zivilisationsländern viele Menschen unter Übergewicht leiden, aber selten die Kraft aufbringen, entschieden dagegen anzugehen.

Abnehmen beim Fasten – ein angenehmer Nebeneffekt, aber nicht die Hauptsache

Reduktionskur

In meiner Praxis hat sich im Laufe der Zeit zur Reinigung des Körpers und zum Abnehmen die im folgenden beschriebene Form herauskristallisiert. Diese Kur sollte mindestens drei, besser noch vier Monate lang durchgeführt werden. In dieser Zeit kann der Patient ganz normal arbeiten. Kleine individuelle Abweichungen, die in jedem Fall mit dem begleitenden Therapeuten abgesprochen werden sollten, sind natürlich möglich.

Dinkel-Reduktionskur

1. An drei Tagen in der Woche, das heißt an jedem zweiten Tag, wird nur gekochter Dinkel in irgendeiner Form – also als ganze Körner, als Schrot oder Grieß – gegessen, zusammen mit gekochtem Gemüse oder Obst, je nach Geschmack. Sowohl der Dinkel als auch das Gemüse werden ganz normal gewürzt. Es sollte richtig gut schmecken.

An diesen Tagen sollten aber weder Käse noch Fleisch, Wurst oder Schinken verzehrt werden. Auch Alkohol und Kaffee sind an diesen Tagen nicht angezeigt. Gründliches Kauen versteht sich von selbst. Für jede Mahlzeit, egal, ob an den Dinkel- oder an den Normaltagen, sollte man sich prinzipiell mindestens 25 bis 30 Minuten Zeit nehmen, da erst nach 20 Minuten ein Sättigungseffekt einsetzt und man sich sonst vorher schon »überfressen« hat.

Viel Dinkel und Reis, aber kein tierisches Eiweiß – eine Entlastung für den Körper

2. Ein weiterer Tag in der Woche sollte ein spezieller Reis-Tag zur Entstauung des Körpers sein. An diesem Tag ißt man dreimal ganz ohne Salz gekochten Reis, aber so viel, daß man satt wird, zusammen mit natursüßem Apfelmus. Dazwischen wird ausreichend ungesüßter Kräutertee oder nur abgekochtes Wasser getrunken. Reis und Apfelmus werden reichlich mit Zimt gewürzt, da Zimt den Geschmack verbessert – und auch gleichzeitig das Blut reinigt! Durch das natursüße Apfelmus, das man zusammen mit dem Reis vermengt ißt, merkt man gar nicht, daß Salz fehlt; darauf beruht aber die stark entstauende Wirkung dieses Tages: Der Körper verliert jede Menge freier Flüssigkeit. An diesem Tag ist der Genuß von Joghurt verboten (s. S. 106). Auch der Reis sollte langsam und genußvoll verzehrt, also gut gekaut werden.

3. An den drei weiteren Tagen der Woche kann der Patient wie gewohnt essen, allerdings mit einigen kleinen Einschränkungen (dazu gleich mehr).

Der Essensplan für die Woche sieht also folgendermaßen aus:

Montag:	*Dinkel-Tag*
Dienstag:	*Normalkost*
Mittwoch:	*Dinkel-Tag*
Donnerstag:	*Reis-Tag*
Freitag:	*Normalkost*
Samstag:	*Dinkel-Tag*
Sonntag:	*Normalkost*

Sollte dieser Fahrplan nach einiger Zeit für den Patienten zu anstrengend werden, reichen auch zwei Dinkel-Tage bei einem Reis-Tag und vier Normaltagen. Aber am Anfang sollte schon mindestens vier Wochen lang die vorgeschlagene Form gewählt werden. Später könnte man den Mittwoch zum Reis-Tag machen und am Donnerstag und Freitag zur Normalkost zurückkehren, vielleicht auch am Samstag und Sonntag. Aber am Wochenende ist die Verführung, zuviel zu essen, besonders groß – deshalb Vorsicht! Natürlich kann man die Kur auch im Wechsel durchführen, also:

1 Dinkel-Tag	*1 Normaltag*
1 Reis-Tag	*1 Normaltag*
1 Dinkel-Tag	*1 Normaltag usw.*

Dadurch hat man immer abwechselnd einen Samstag oder einen Sonntag als Normaltag, was für den Patienten von Vorteil ist.

Anfangs wird die Gewichtsabnahme stärker ausfallen, da dem Körper viel Gewebewasser entzogen wird. Dann tritt eine gewisse Stagnation ein, während in der letzten Phase wieder eine kontinuierliche leichte Reduktion zu verzeichnen ist. Jetzt heißt es durchhalten! Wer jetzt die Kur unterbricht, gefährdet den Erfolg!

**Wichtig:
Die Dinkel-Kur nicht
unterbrechen!**

Verbotene Speisen

Konserven jeder Art, künstliche Konservierungsstoffe, künstliche Aromen und Farbstoffe – alles, was außerhalb und innerhalb des Körpers eine lange Zersetzungszeit benötigt und damit den Organismus belastet, ist während der Kur strikt zu meiden. Dazu gehören auch alle lang haltbaren Nahrungsmittel, z.B. H-Milch und andere H-Produkte.

MERKE:
Auf alles, was den Körper belastet, bitte in dieser Zeit verzichten!

Aal und andere fette Fischsorten sowie Nüsse sind zu meiden, außer süßen Mandeln. Diese sind gut verträglich, aber im Hinblick auf ihren hohen Kaloriengehalt sollte man sie während der Kur nur in Maßen genießen. Bei Erdbeeren, Pfirsichen, Zwetschgen und Lauch sowie allen Reizstoffen, also Kaffee, schwarzem Tee, Tabak, Schnaps, Likör usw., ist Enthaltung geboten. Möglichst kein oder wenig Schweinefleisch(-Produkt), also Wurst und Schinken, essen, Käse nur an den Normaltagen, und wenn, dann zusammen mit Mutterkümmel oder Mutterkümmel-Pulver.

Weiteres ist im Abschnitt »Küchengifte« (s. S. 20) nachzulesen.

Erläuterungen zur Reduktionskur

An jedem Kurtag, ob Dinkel-Tag oder normaler Tag – außer am Reis-Tag –, sollten mindestens zwei bis drei einfache Joghurt ohne Obsteinlagen gegessen werden. Bei stark übergewichtigen Patienten (mehr als 100 Kilogramm Körpergewicht) darf es auch mehr sein. Joghurt mit rechtsdrehender Milchsäure L (+) ist vorzuziehen. Man kann auch ein Joghurt in einer großen Milchflasche mit abgekochtem Wasser verschütteln und die Mischung dann als Trinkjoghurt nehmen. Die Menge des dazugegebenen Wassers ist individuell und richtet sich nach dem Geschmack des Patienten.

Da sich der Körper während der Kur in einer starken Abbauphase befindet, sollte man darauf achten, daß er zwar alle Schlackenstoffe entsorgt, Eiweißverlust jedoch vermieden wird. Die Eiweißreserven des Körpers reichen nur für 24 Stunden, dann wird das Muskeleiweiß angegriffen. Wenn auch im Dinkel Eiweiß vorhanden ist, ebenso wie in verschiedenen Gemüsearten, sollte man bei dieser Kur als Normalköstler die Eiweißdepots mit Joghurt unterstützen. Wer natürlich sonst wenig oder gar kein tierisches Eiweiß ißt, ist davon nicht betroffen. Doch der wird sowieso nur sehr selten Gewichtsprobleme haben und noch seltener Stoffwechselstörungen.

An den normalen Eßtagen sollte auch Wasser getrunken werden – dazu gleich Näheres. Leute mit mehr als 100 Kilogramm Körpergewicht können, wenn sie es gewohnt sind, an diesen Tagen maximal zwei Bier (einen Liter) trinken. Dies ist ein Entgegenkommen an meine Landsleute, da ja in Bayern das Bier als Volksnahrungsmittel gilt. Aber auch die heilige Hildegard hat das Bier recht positiv beurteilt. Es ist schließlich gekochtes Wasser – viel bekömmlicher als »rohes« Wasser, sagt sie uns an verschiedenen Stellen.

Ansonsten aber sollte möglichst nur abgekochtes Wasser oder Tee, besonders Fenchel-Tee, getrunken werden. Als Alternative empfiehlt sich – aber nur an den Normaltagen – eine herbe Apfelsaftschorle oder statt Bier eine Weinschorle. Noch besser wäre es natürlich, wenn der Patient während der gesamten Kur überhaupt nichts Alkoholhaltiges trinken würde.

Doch man kommt in diesen vier Monaten sicher einmal in Gesellschaft und möchte dabei nicht als Außenseiter abgestempelt werden, der nur Tee trinkt. Außerdem ist ein striktes Alkoholverbot Leuten, die zwar keine Trinker sind, aber trotzdem ab und zu einmal ein Bierchen oder einen Wein genießen, aus psychologischen Gründen nicht anzuraten: Ihr Kurerfolg ist eher gesichert, wenn sie etwas trinken dürfen und dennoch freiwillig darauf verzichten, als wenn es ihnen streng verboten wird und sie dann über die Stränge schlagen.

An den Normaltagen darf – wenn es der Patient gewohnt ist – Fleisch oder Wurst bis maximal 150 Gramm oder statt dessen bis zu 250 Gramm Fisch gegessen werden. Als Zwischenmahlzeit: Äpfel in jeder Menge oder geröstete Dinkel-Körner (Gofio), aber stets gut kauen!

MERKE:
Ab und an ist ein kleines Bier erlaubt. Noch besser wäre es, eine Weile gar keinen Alkohol zu trinken

Ein heißes Fußbad hilft, den Kreislauf zu stabilisieren – ein Gläschen Herzwein ebenso

Bei kalten Füßen sollte der Kurende öfters ein heißes Fußbad machen; dies regt auch die Durchblutung der herzfernsten Punkte an. Das Fußbad sollte mindestens zehn Minuten dauern, gerade abends vor dem Schlafengehen. Ein Kreislaufmittel sollte zur Stabilisierung des geforderten Organismus auch während der gesamten Kur regelmäßig eingenommen werden – entweder das bisherige oder ein Gläschen Herzwein. Durch den Entschlackungsprozeß werden die Nieren verstärkt beansprucht; deshalb besteht zusätzlich ein erhöhter Flüssigkeitsbedarf.

An jedem Tag sollte der Patient sich ausreichend bewegen. Wenn ihm seine Berufstätigkeit keine Gelegenheit dazu gibt, sollte er lange Spaziergänge machen. Durch die regelmäßige Bewegung wird überschüssiges Gewebe abgebaut, nicht jedoch das Eiweiß der Herzmuskulatur.

Wasser am Morgen

Während der ganzen Kur sollte der Patient täglich, auch an den Tagen der Normalkost, mindestens zwei bis drei Liter abgekochtes Wasser trinken oder aus der gleichen Menge einen Tee zubereiten. Der genaue tägliche Bedarf richtet sich nach dem Ausgangsgewicht. Man rechnet zirka 35 Gramm Wasser pro Kilogramm Körpergewicht.

Morgens sollte der Kurende nüchtern 1/2–1 Liter trinken. Frühstücken sollte er erst 1–2 Stunden danach. Den Rest des Wassers kann er dann regelmäßig über den Tag verteilt trinken.

Wer unmittelbar nach dem »Wasserfrühstück« etwas ißt, verursacht meist Stauungen im Körper. Wartet er dagegen einige Zeit, kommt es durch das »leere« Wasser zu einer starken Ausscheidung über die Nieren, so daß ein wirkungsvoller Reinigungseffekt erzielt wird.

Das Wasser für den nächsten Tag sollte am Abend vorher 10–15 Minuten lang abgekocht werden. Getrunken wird es warm oder mit Zimmertemperatur, aber niemals eiskalt aus dem Kühlschrank!

Reduktionswoche

Als Alternative zum Fasten in der Gruppe oder zur großen Reduktionskur, kann man auch ab und zu daheim eine Reduktionswoche einlegen.

Morgens 1 Teelöffel Flohsamen mit viel abgekochtem Wasser einnehmen.
Zum Frühstück viel Tee, speziell Fenchel-Tee, dazu 1–2 Äpfel (oder nach Bedarf mehr), die ruhig schon »hildegardisch« schrumpelig sein dürfen.
Am Vormittag eventuell nochmals einen Apfel.
Mittags eine dünne Dinkel-Grießsuppe, mit etwas Gemüse nach Geschmack. Als Nachtisch (wenn man noch nicht satt ist) 1 einfaches Joghurt mit rechtsdrehender Milchsäure (kein Obstjoghurt).
Am Nachmittag nochmals Apfel und Tee.
Am Abend Apfel, Tee und Joghurt. Joghurt niemals eiskalt aus dem Kühlschrank, sondern zimmerwarm.
Tagsüber viel trinken und bei leichtem Schwächezustand 1 Gläschen Herzwein, speziell am Vormittag um 10 Uhr.

Die Reduktion beruht nicht nur auf der Kalorienverminderung und der Meidung von tierischem Eiweiß (bis auf ein oder zwei Joghurt pro Tag), sondern vor allem auch auf dem Verzicht von Salz. Außer in der mittäglichen Dinkel-Suppe führt man die ganze Woche dem Körper kein Salz zu.

Die Reduktionswoche wirkt stark entschlackend und gewichtsreduzierend. Man kann dabei fast normal arbeiten.

Flohsamen

Flohsamen trägt seinen Namen zu Recht – die Samen dieser Spitzwegerichpflanze sehen tatsächlich aus wie Flöhe

Flohsamen ist der Samen einer Spitzwegerichart aus dem Mittelmeerraum, *Plantago afra*, oder einer aus Indien, *Plantago indica*. Von diesen Wegericharten wird in der Hildegard-Heilkunde der Samen, *Semen Psyllii*, verwendet. Da die schwarzen Körnchen eine gewisse Ähnlichkeit mit dem früher weitverbreiteten Plagegeist Floh haben, nannten die Leute den Samen »Flohsamen«. Diesen Namen haben dann die Wissenschaftler übernommen: »*Semen Psyllii*« (Samen der Flöhe).

Der Flohsamen zeichnet sich durch seine starke Quellfähigkeit aus. Der Samen mit Kern kann die zehnfache Menge Wasser seines Gewichts aufnehmen, die Schalen der Kerne alleine sogar bis zur 40fachen Menge. Durch seinen hohen Schleimgehalt quillt er mächtig auf. Da dieser Schleim Magen und Darm nicht reizt, eignet sich der Flohsamen natürlich vortrefflich bei den entsprechenden Beschwerden.

Das bis zu 30 Zentimeter hohe Kraut wird heute auf Feldern zur Samengewinnung angebaut; dazu benötigt es allerdings eine sehr sonnige Lage und relativ guten und feuchten Boden.

Flohsamen zur Darmentleerung und psychischen Entkrampfung

Die heilige Hildegard hat uns mit dem Flohsamen ein wunderbares Mittel in die Hand gegeben. Wichtig ist allerdings, daß der Patient auch ausreichend dazu trinkt, denn sonst kann der Flohsamen nicht richtig quellen und seine Wirkung nicht vollständig entfalten. Natürlich

muß man auch das Richtige trinken: am besten abgekochtes Wasser, pur oder als Tee zubereitet; Selters-
wasser, egal, ob mit oder ohne Kohlensäure, ist dagegen
möglichst zu vermeiden.

Die tägliche Trinkmenge richtet sich nach dem Kör-
pergewicht des einzelnen, im Klartext: Sofern er nicht
überdurchschnittlich schwitzt, zirka 35 Gramm Flüssig-
keit pro Kilogramm Körpergewicht. Davon kann man
dann ¹/₂–³/₄ Liter für die Flüssigkeit in der Nahrung
abziehen, denn selbst ein Stück trockenes Brot enthält
noch Wasser, sonst wäre es Zwieback. Urologen sagen
heute sogar, daß nur dann der Wasserhaushalt des
Körpers stimmt, wenn man jeden Tag zwei Liter Urin
ausscheidet.

Der tägliche
Flüssigkeitsbedarf

Den Flohsamen nimmt der Patient, wenn nötig, zwei-
bis dreimal täglich ein, immer 1 Teelöffel voll mit je-
weils 1 Glas Tee oder abgekochtem Wasser. Dabei sollte
er den Flohsamen so schnell wie möglich hinunter-
spülen, da er sonst überall im Mund hängenbleibt. Man
kann den Flohsamen aber auch etwas einweichen und
in dieser Form zu sich nehmen. Das sollte jeder Patient
einmal ausprobieren und dann entscheiden, was ihm
mehr zusagt.
Wer ein Gebiß trägt, sollte es vor der Einnahme des
trockenen Flohsamens herausnehmen, da die Körn-
chen sich darunterschieben, quellen und unangenehm
sein können.

Wir können den Flohsamen natürlich auch mit einem
Joghurt essen oder kurz vor dem Essen über eine
Dinkel-Suppe streuen und einrühren. Der Phantasie
sind hier keine Grenzen gesetzt. Hauptsache, der
Flohsamen wird dem Körper in einer darmverträgli-
chen Weise zugeführt, so daß dieser sich mühelos ent-
leeren kann.

Flohsamen richtig
eingenommen

Flohsamen

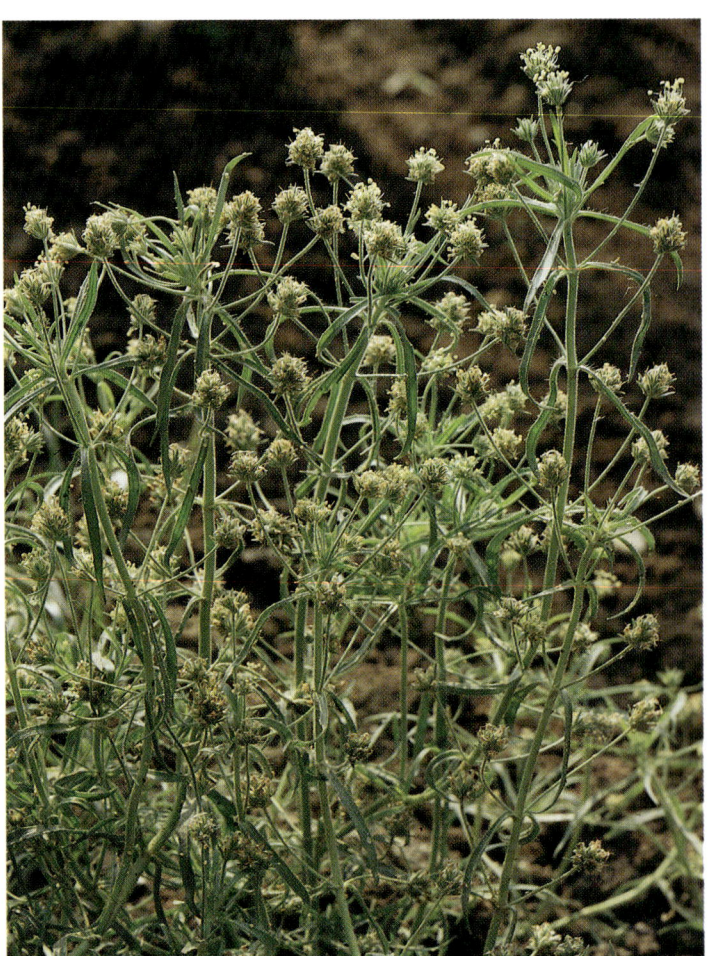

Flohsamen wirkt im Darmbereich:

- *bei allen Beschwerden der Darmentleerung, also Verstopfung.*
- *bei Divertikulosen, also Ausstülpungen des Darms; hierbei wird der Darm schonend ausgefüllt und ausgekleidet und ihm gleichzeitig Schleim zugeführt*
- *bei Rissen in der Enddarmregion, einschließlich Hämorrhoiden, und nach Operationen in diesem Bereich*
- *bei allen entzündeten und blutenden Darmerkrankungen zur unterstützenden Begleitung, da die schonende und pflegende Schleimschicht die Chancen der Ausheilung wesentlich verbessert.*

Patienten mit Stuhlverstopfung sind meist psychisch belastet, selbst wenn sie es nicht wahrhaben wollen. Sie sind innerlich verkrampft, verspannt und können nicht oder schlecht »hergeben«, »loslassen« – auch den Darminhalt nicht. »Wer gut purgiert, der gut kuriert« – diese alte Medizinweisheit gilt es zu beachten, denn mit der richtigen Ausscheidung über den Darm steht und fällt die Gesundheit des Körpers. Diese »Entsorgung« hat eben auch eine psychische Komponente, nicht nur eine rein körperliche: Die Befreiung der Psyche von Verkrampfungen fängt im Darm an. Deshalb ist eigentlich jede Behandlung einer Stuhlverstopfung bereits eine kleine Psychotherapie, und der Flohsamen hat hier eine wichtige Schrittmacherfunktion.

Der Flohsamen ist im Gegensatz zu dem weitverbreiteten Leinsamen kein Mineralräuber (bei der heiligen Hildegard wird der Leinsamen niemals zur innerlichen, sondern nur zur äußerlichen Anwendung gebraucht). Aber damit ist das Wirkungsspektrum des Flohsamens noch lange nicht erschöpft. Man kann ihn z.B. auch als Auflage auf den Magen und als Flohsamen-Wein verwenden.

Flohsamen-Packung und Flohsamen-Wein gegen Allergie bzw. Erkältungskrankheiten und Gemütsschwankungen

Wenn jemand irgendwelche Allergien hat, kommt der Magen als einer der Hauptverursacher in Frage, läßt uns die heilige Hildegard wissen. Sie nennt dies »Fieber des Magens«.

Bei »Fieber des Magens«

Hierzu bringt man **Flohsamen, zirka 4–5 Eßlöffel voll,** *in* **1 Liter Wein** *4–5 Minuten lang zum Kochen. Abseihen, die aufgequollenen Körner in ein dünnes Tuch schlagen und noch heiß dem Magen als Packung auflegen. So lange liegen lassen, wie man es als angenehm empfindet. Von dem abgeseihten Wein sollte man, während die Packung noch aufliegt, ein wenig warm trinken, das verstärkt die Wirkung noch.*

Am besten stellt man gleich den Flohsamen-Wein in einer Flasche zur Seite und trinkt bei Bedarf drei- bis viermal täglich ein kleines Gläschen davon. Dieser Flohsamen-Wein ist aber nicht nur bei Allergien hilfreich, sondern unterstützt den Körper – immer warm und regelmäßig getrunken – auch bei allen Erkältungskrankheiten und wirkt sogar bei Gemütsschwankungen ausgleichend.

Flohsamen-Wein schützt auch vor Erkältungskrankheiten

Gewürznelke

Der Gewürznelken-baum verströmt einen starken Duft

Gewürznelken, *Caryophyllii*, sind die als Knospen geernteten und getrockneten Blüten des Gewürznelken-Baumes, *Caryophyllus aromaticus* oder *Syzygium aromaticum*, der in Plantagen auf den Gewürzinseln, den Molukken, den Ost- und Westindischen Inseln, auf Sansibar und in Brasilien angebaut wird, ebenso auf dem gesamten Indomalaiischen Archipel, auf Pemba vor der afrikanischen Küste, auf Madagaskar, Réunion und Mauritius.

Der zur Familie der Myrtengewächse (*Myrtaceae*) gehörende fünf bis zehn Meter hohe Baum ist weit verzweigt und verströmt in seine Umgebung einen starken Duft. Auch beim Zerreiben der ledrigen, glänzend grünen Blätter, die unterseits mit vielen Öldrüsen gepunktet sind, entweicht ein sehr starkes Aroma.

Die heilige Hildegard schreibt über die Gewürznelke:

»Wer Kopfschmerzen hat, daß ihm der Kopf brummt, wie wenn er taub wäre, der esse oft Nelken, und das mindert das Brummen, das in seinem Kopf ist.«

Die Gewürznelken enthalten 15 bis 20 Prozent ätherische Öle, vor allem Eugenol, das eine desinfizierende und leicht betäubende Wirkung hat. Eugenol befindet sich auch im Zimt, allerdings in bei weitem nicht so konzentrierter Form.

Wegen dieser speziellen Wirkungen dient das Eugenol noch heute in den Zahnarztpraxen als Therapeutikum, und dies wiederum rührt von seiner Verwendung gegen Zahnschmerzen in der Volksmedizin her.

Die Volksheilkunde setzt die Gewürznelke auch gegen Insektenstiche ein: Der Juckreiz wird sofort unterdrückt, und die Heilung erfolgt schneller. Darüber hinaus dienen Gewürznelken zur Herstellung von Gewürzen und Gewürzmischungen. In der Parfümerie erfreut sich das aromatische Öl großer Beliebtheit.

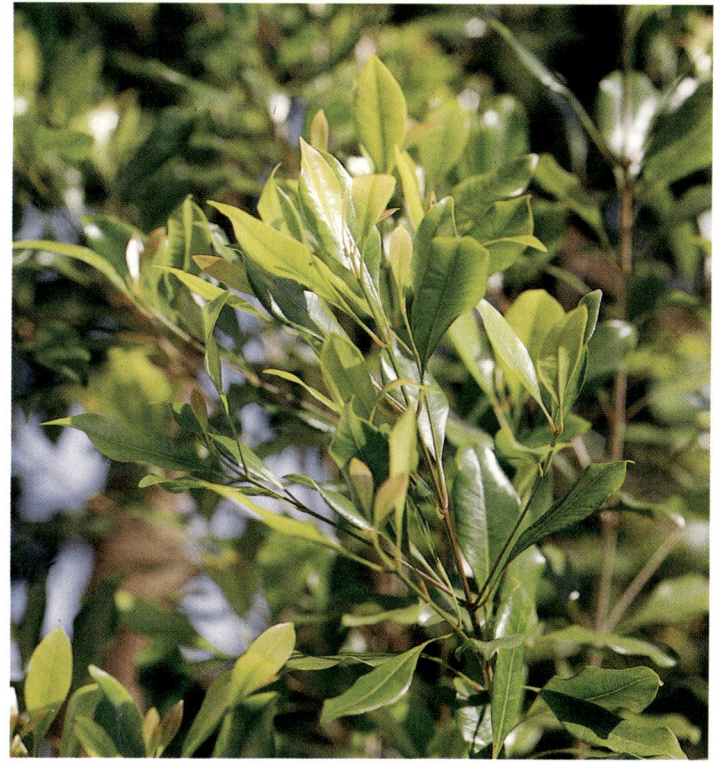

Vor allem vom Zahnarzt kennen wir den Geruch der Gewürznelke

Gewürznelke gegen Kopfschmerzen

Auch bei Hildegard kommt die leicht betäubende und entkrampfende Wirkung des Nelken-Öls zur Sprache. Sein intensiver Geruch und Geschmack sind jedoch nicht jedermanns Sache. Als Alternative bietet sich – wie im folgenden beschrieben – Gewürznelken-Pulver oder Gewürznelken-Wasser an.

Gewürznelke gegen Wassersucht und Gicht

Hier wird in der Praxis – neben anderen Medikamenten – dem Patienten eine Gewürznelken-Kur verordnet.

Die heilige Hildegard schreibt über die Gewürznelke weiter:

»Wenn kranke Eingeweide im Menschen anschwellen, daß jene Anschwellung der Eingeweide die Wassersucht in ihm wachsen läßt, esse er oft Nelken, und sie unterdrücken die Krankheit, weil ihre Kraft in die Eingeweide jenes Menschen übergeht und ihre Geschwulst mindert und die Wassersucht so in die Flucht schlägt und sie nicht weiter zunehmen läßt.«

Die Gewürznelken-Kur

Der Patient mit den beschriebenen Symptomen ißt einige Wochen lang täglich 3–4 Gewürznelken.
Um den intensiven Geschmack etwas zu mildern, nimmt er entweder frühmorgens 1 Teelöffel Gewürznelken-Pulver mit Wasser oder setzt am Abend vorher 5–8 Gewürznelken – je nach Schwere der Krankheit – in kaltem Wasser an und trinkt dann am nächsten Morgen das Nelken-Wasser.

Gewürznelke wirkt:

* *desinfizierend*
* *betäubend*
* *schmerzlindernd*

Diese Kur hat sich bei allen Stauungen mit Wasseransammlungen bestens bewährt, ebenso bei Bluthochdruck, an dem meist auch die Nieren mitbeteiligt sind. Bei einer Gicht im Anfangsstadium bewirkt die Nelken-Kur ebenfalls eine erstaunliche Verbesserung und Stabilisierung des Zustandes.

Die heilige Hildegard schreibt noch über die Gewürznelke:

»Wer die Fußgicht durch eine Überhitzung im Mark hat, esse oft Nelken, und die Kraft der Nelken geht in das Mark des Menschen über und verhindert, daß die Fußgicht wächst und weiter in ihm vorrückt, wenn sie am Anfang ist.«

Gold

Gold-Kur bei Rheuma und Magenerkrankungen

Über das Gold schreibt die heilige Hildegard:

»Ein Mensch, der unter Gicht leidet (mit diesem Wort meint sie alles, was wir heute mit »rheumatischem Formenkreis« bezeichnen), *nehme Gold und koche es so, daß nichts Schmutziges in ihm ist, und pulverisiere es. Dann nehme er etwas Semmelmehl, knete es mit Wasser, und diesem Teig gebe er etwas Goldpulver bei im Gewicht einer kleinsten Münze und esse das nüchtern frühmorgens. Am zweiten Tag mache er mit dem Mehl und dem Gold ein Törtchen und esse es nüchtern. Und das vertreibt die Gicht für ein Jahr von ihm. Dieses Gold liegt zwei Monate lang in seinem Magen, und es reizt den Magen nicht und macht ihn nicht geschwürig, sondern wenn er kalt und schleimig ist* (Magenschleimhautentzündung), *wärmt und reinigt es ihn ohne Gefahr für diesen Menschen. Wenn dies ein gesunder Mensch macht, wird ihm die Gesundheit erhalten, und wenn er krank ist, wird er gesund sein.«*

Mit Gold kann man Entzündungen der Magenschleimhaut vorbeugen und heilen

Hier gibt uns die heilige Hildegard genaue Anweisungen für eine Gold-Kur, die einmal im Jahr durchzuführen ist. In der Schulmedizin werden beim rheumatischen Formenkreis häufig Gold-Injektionen eingesetzt. Bei einigen Patienten zeitigen sie vorübergehend Erfolge, anderen helfen sie gar nicht. Einen schwerwiegenden Nachteil haben sie allerdings immer: Nach diesen Goldsalz-

Injektionen kommt es oft zu einer massiven Blockade gegen fast alle anschließend verabreichten Medikamente und Therapien, außer gegen Cortison, dessen Einsatz aber wegen der starken Nebenwirkungen nur eine gewisse Zeit vertretbar ist.

Schon vielen Rheumakranken hat die Gold-Kur geholfen

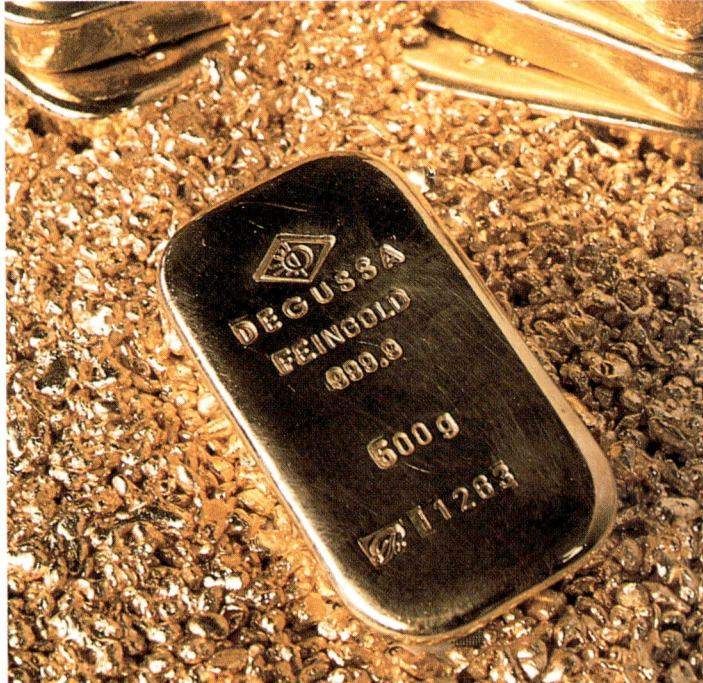

Die Gold-Kur wirkt bei:

- *Rheuma, Arthritis, Arthrosen und Gicht, also beim gesamten rheumatischen Formenkreis*
- *Magenerkrankungen aller Art, besonders bei Magenschleimhautentzündung oder -reizung (bei der heiligen Hildegard heißt dies »kalter Magen«), bei allgemeiner Überempfindlichkeit des Magens, bei Über- oder Untersäuerung des Magens (was gerade bei Rheuma eine wichtige Rolle spielt).*

Die Gold-Kur, die die heilige Hildegard von Bingen in ihren Schriften beschreibt, bedient sich einer anderen Methode; sie wirkt viel besser und nachhaltiger, ohne daß man die unliebsamen Nebenwirkungen befürchten muß, die bei den Gold-Salzen als Spritzen und in Tablettenform auftreten.

Man kann die Gold-Kur nach der heiligen Hildegard auch zur allgemeinen Stabilisierung der Gesundheit und zur Vorbeugung von den eben genannten Erkrankungen erfolgreich einsetzen. Sie nimmt nur zwei aufeinanderfolgende Tage in Anspruch, an denen man sich morgens nüchtern die vorgeschriebene Menge Gold einverleiben muß. Das notwendige »Rohmaterial«, vor allem das pulverisierte Feingold, besorgt man sich bei einem Goldschmied oder über einen Hildegard-Vertrieb. Selbstverständlich kann es auch jeder Apotheker über die Hildegard-Vertriebe bestellen. Wichtig dabei ist, daß es sich um reines Gold handelt. Deshalb nimmt man in der Hildegard-Heilkunde reines Nugget-Gold, das die Natur schon »ausgeglüht« hat, oder vom Goldschmied durch Ausglühen nochmals zusätzlich gereinigtes reines Gold.

Die 2-Tage-Gold-Kur

Für die Gold-Kur braucht man zweimal 0,6 Gramm reines Gold-Pulver.

Am **ersten** *Tag der Kur nimmt man ein Päckchen dieses Gold-Pulvers von 0,6 Gramm, knetet es mit zwei Eßlöffeln Dinkel-Feinmehl (Hildegard bezeichnet es als »Semmelmehl«) und 1 Eßlöffel Wasser zu einem Teig und ißt diesen Teig morgens roh auf nüchternen Magen.*

Am anschließenden **zweiten** *Tag der Kur bereitet man aus denselben Zutaten wieder einen Teig, formt ein Plätzchen daraus und backt es bei zirka 180 Grad Celsius im Backofen etwa 10 Minuten. Das frischgebackene Plätzchen wird ebenfalls morgens nüchtern gegessen, wie der rohe Teig des Vortages ungefähr 1/2 Stunde vor dem Frühstück.*

Eine Wiederholung dieser Kur, die *immer* an zwei aufeinanderfolgenden Tagen gemacht werden muß, empfiehlt sich bei langsam wiedereinsetzenden Beschwerden nach einem Jahr, im schweren und fortgeschrittenen Stadium des Rheumas nach zirka sechs Monaten.

Nach zwei bis drei solchen Gold-Kuren haben viele Rheumapatienten nur noch einen Bruchteil ihrer vorherigen Beschwerden. Sie sollten allerdings auf der Hut sein und die anderen Anweisungen einhalten, die bei rheumatischen Erkrankungen gegeben werden. In diesem Rahmen spielen natürlich eine biostoffreiche Ernährung und die Vermeidung von Küchengiften eine große Rolle.

Die heilige Hildegard schreibt über den Gold-Wein:

»Nimm reines Gold und bringe es in einem Topf oder einem Geschirr zum Glühen, und so erhitzt bringe es in reinen Wein, damit er davon warm wird. Und dies trink warm und tue das oft, und die Gicht in dir wird weichen.«

Gold-Wein bei Rheuma, Fieber und Allergien

Die heilige Hildegard schreibt außerdem über den Gold-Wein:

»Wer Fieber im Magen hat, erwärme mit erhitztem Gold reinen und guten Wein und trinke ihn, und das Fieber wird ihn verlassen, weil die gute Kraft dieses Goldes mit der durch Feuerkraft veränderten Wärme die schlimmen Magensäfte wegnimmt.«

Als Ergänzung zur Gold-Kur sollte bei schweren rheumatischen Erkrankungen, besonders wenn sie schon über Jahre anhalten, unbedingt der Gold-Wein eingesetzt werden, da er gegen Rheuma und Fieber wirkt. Er kann die Schmerzen eines Rheumaschubs unmittelbar lindern; seine prophylaktische regelmäßige Einnahme fängt einen solchen Schub schon im Vorfeld ab oder läßt ihn zumindest weit weniger heftig ausfallen.

Der Gold-Wein hilft aber nicht nur bei Rheuma allgemeiner Art, sondern auch bei fieberhaften Erscheinungen, die den Magen betreffen, etwa bei einer akuten Virusinfektion und bei Allergien, welche die heilige Hildegard als »Fieber des Magens« bezeichnet.

Von diesem Gold-Wein sollte man zwei- bis dreimal täglich zirka 20 Milliliter, also ein Likörglas voll, warm trinken. Man kann diesen Gold-Wein natürlich fertig über die Hildegard-Vertriebe beziehen. Billiger und besser ist aber die denkbar einfache Selbstherstellung.

Gold-Wein zum Selbermachen

Man läßt sich bei einem Goldschmied die Heizspirale eines kleinen Eintassentauchsieders in einem Elektrolytbad vergolden. Damit kann man sich dann jederzeit etwas Wein erhitzen und hat sofort »seinen« Gold-Wein.

Wenn der Gold-Wein regelmäßig genossen wird, erspart er sowohl Rheumatikern als auch Allergikern viele andere Medikamente, die zum Teil weitreichende und sehr starke Nebenwirkungen haben.

Hirschzunge

Die Hirschzunge, *Phyllitis scolopendrium* oder *Scolopendrium vulgare*, wächst im Schatten steiniger und feuchter Wälder auf kalkhaltigem Boden. Die langen schmalen, glatten und lederartigen Blätter, die ungeteilt und glattrandig wachsen, werden bis 60 Zentimeter lang und stehen auf einem leicht behaarten Stiel. Anfangs sind sie zusammengerollt; man kann schon erkennen, daß die Hirschzunge zur Familie der Farngewächse gehört. Die Form des Blattes hat der Pflanze ihren deutschen Namen gegeben: Hirschzunge.

Die Hirschzunge wächst in ganz Europa und Asien und wurde schon in alten Zeiten gegen die verschiedensten inneren Erkrankungen eingesetzt. Sie spielte aber auch im Aberglauben früherer Jahrhunderte eine große Rolle. Man meinte, daß man sich mit dieser Pflanze unsichtbar machen könne, da sie keine Blüten treibt, sondern sich wie alle Farne durch Sporen an der Unterseite der Blätter fortpflanzt.

Die Hirschzunge enthält unter anderem Gerbstoffe und Schleim, die harntreibend und auswurflösend wirken – und dementsprechend wird die Pflanze in der Volksheilkunde eingesetzt: Tee als Aufguß bei Bronchialkatarrh, um den Husten zu lösen und den Harnstoffwechsel anzutreiben. Aber auch bei Milz- und Leberleiden findet die Hirschzunge Anwendung. Früher wurde die Lungentuberkulose mit Hirschzunge behandelt, ebenso chronische Darmentzündungen und Hautverletzungen.

Früher glaubte man, sich mit dieser Pflanze unsichtbar machen zu können

Hirschzunge wirkt:

- *harntreibend*
- *auswurflösend*
- *entzündungshemmend*

Schmerzen der Leber, der Lunge und der Eingeweide

Die heilige Hildegard schreibt über die Hirschzunge:

»*Die Hirschzunge ist warm und hilft der Leber, der Lunge und den schmerzenden Eingeweiden.*
Nimm Hirschzunge und koche sie stark in Wein, füge reinen Honig bei und dann lasse sie so wiederum einmal aufkochen.
Dann pulverisiere langen Pfeffer und zweimal soviel Zimt und laß es so mit dem vorgenannten Wein wiederum einmal aufkochen, seihe es durch ein Tuch und mache so einen Klartrank und trinke ihn oft nach dem Essen und nüchtern, und es nützt der Leber, reinigt die Lunge, heilt die schmerzenden Eingeweide und nimmt die innere Fäulnis und Schleim weg.«

Bei der heiligen Hildegard gehört die Hirschzunge zu den überragenden Heilpflanzen.

Rezept zur Herstellung von Hirschzungen-Elixier

20–30 Gramm
getrocknete
Hirschzungen-Blätter
1½–2 Liter Wein
100–200 Gramm Honig
20–30 Gramm
Zimtstange
10–15 Gramm
langer Pfeffer

Man nimmt **20–30 Gramm getrocknete Hirschzungen-Blätter,** *kocht sie kräftig in* **1½–2 Liter Wein** *zirka 5 Minuten ab, gibt nach Geschmack* **etwa 100–200 Gramm Honig** *dazu (Diabetiker natürlich weniger), läßt das Ganze nochmals kurz aufkochen und fügt dann die restlichen Zutaten hinzu:* **20–30 Gramm Zimtstange** *(Diabetiker hier eher etwas mehr) und* **10–15 Gramm langen Pfeffer.**

Dieses Gemisch ein letztes Mal aufkochen, einige Minuten ziehen lassen und dann durch ein Tuch abseihen, da es einen »Klartrank« ergeben soll, wie die heilige Hildegard vorschreibt.

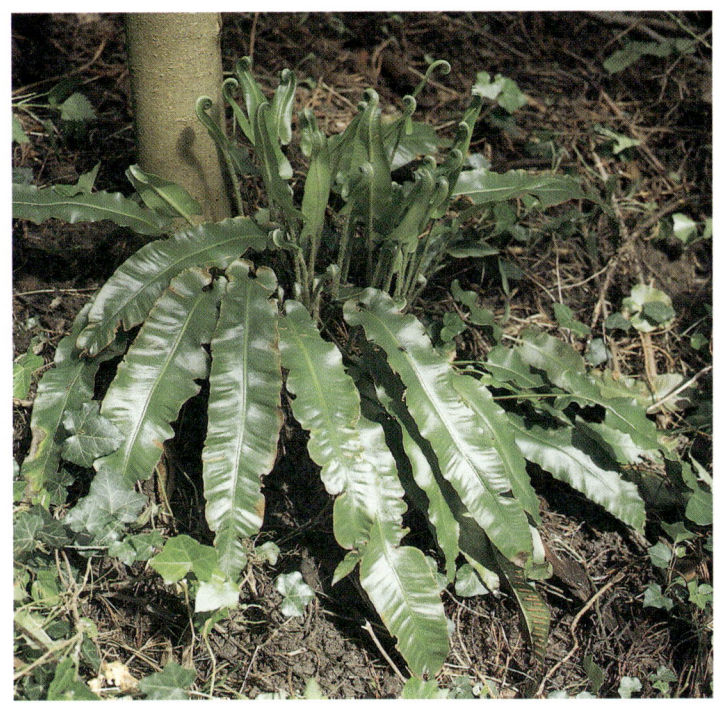

Die Hirschzunge ist eine der erfolgreichsten Heilpflanzen in der Hildegard-Heilkunde

Das Hirschzungen-Elixier wird noch warm in gutgereinigte Flaschen gefüllt. *Vor und nach* jedem Essen trinkt man ein Gläschen davon – natürlich mindestens körperwarm, also das Elixier immer etwas im Mund erwärmen oder vor dem Trinken in einem kleinen Töpfchen heiß machen.

Bei schwereren Erkrankungen sollte man sich mit dem Hirschzungen-Elixier langsam »einschleichen«. Der Patient trinkt zunächst zwei Wochen lang *nach* jedem Essen und erst ab der dritten Woche *vor und nach* jedem Essen sein Gläschen Hirschzungen-Elixier. Erfahrungsgemäß steigert dies die Wirkung.

Zweifellos ist das Hirschzungen-Elixier, das natürlich auch im Fachhandel erhältlich ist, eines der am erfolgreichsten eingesetzten Hildegard-Mittel. Bei der Selbstherstellung ist allerdings zu beachten, daß man nicht gegen das Naturschutzgesetz verstößt, da die Hirschzunge zu den gefährdeten Pflanzen gehört und geschützt ist. Für das Hirschzungen-Elixier werden die Pflanzen in eigens von den Behörden genehmigten Anbaugebieten gezogen. Man kann sich aber vielleicht

Weiter schreibt die heilige Hildegard über die Hirschzunge:

»Und dörre sachte wiederum Hirschzunge in der heißen Sonne oder auf einem warmen Ziegelstein, pulverisiere sie und lecke dieses Pulver nüchtern und nach dem Essen aus deiner Hand, und es nimmt den Schmerz im Kopf und in der Brust und dämpft andere Schmerzen, die in deinem Körper sind. Aber auch ein Mensch, der wegen irgendeines Schmerzes heftig und plötzlich schwach wird, der trinke sogleich von diesem Pulver in warmem Wein, und es wird ihm bessergehen.«

auch die Pflanze über einen landwirtschaftlichen oder gärtnerischen Betrieb besorgen oder – wenn der Boden vom Kalkgehalt her stimmt und man ein feuchtes und schattiges Plätzchen findet – selbst sein Glück mit dem Anbau versuchen. Manchmal sieht man heute die Hirschzunge als Zimmerpflanze in den Wohnzimmern stehen. Sie muß einen feuchtwarmen und schattigen Platz möglichst an einem Nordfenster haben, um gut zu gedeihen.

Das Hirschzungen-Elixier lindert Beschwerden im Darm-, Leber- und Lungenbereich sowie Asthma. Entsprechende Erkrankungen heilen bei regelmäßiger Anwendung über einen längeren Zeitraum aus.

Bei der heiligen Hildegard gehören die Leber und die Lunge – ähnlich wie in der chinesischen Medizin – energetisch eng zusammen; sie beeinflussen sich gegenseitig, sowohl positiv als auch negativ. Deshalb sollte man bei der Erkrankung des einen Organs auch das andere immer gleich mitbehandeln. Die heilige Hildegard leistet mit ihrem Hirschzungen-Elixier einen Beitrag dazu.

Schmerzen und Schwächeanfälle

Das getrocknete Pulver aus Hirschzungen-Blättern ist eines der wenigen Schmerzmittel der Hildegard-Heilkunde, das wirklich bei allen Schmerzen, egal welcher Ursache, eingesetzt werden kann. Es ist kein »radikales« Mittel, reduziert aber den Schmerz auf ein erträgliches Maß, ohne die Warnsignale des Körpers ganz auszuschalten.

Auch bei plötzlichen Schwächeanfällen sollte man dieses Pulver als Erste Hilfe in etwas warmem Wein nehmen, darüber aber nicht vergessen, nach der Ursache zu forschen, und das Übel an der Wurzel therapieren.

Lungenkraut

Lungenkraut-Wein gegen Lungenemphysem und Asthma

Das Lungenkraut, *Pulmonaria officinalis*, ist eine anspruchslose Pflanze, deren Blätter schon unmittelbar nach der Schneeschmelze zum Vorschein kommen und die wegen ihrer hellen Flecken auf dem dunklen Grün sicher schon jedem einmal aufgefallen sind. Die primelartigen Blüten sind farblich rot, blau und violett gemischt und sitzen zu mehreren am Ende der langen Stengel zwischen den Blättern. Das Lungenkraut wird 10 bis 30 Zentimeter hoch, liebt den Halbschatten und die Feuchtigkeit und gedeiht deshalb besonders gut unter Büschen und im Schatten der Bäume. Auch in Steinstaudengärten ist es häufig als Unterwuchs anzutreffen, wird aber später im Frühjahr meist von den anderen Pflanzen überwuchert. Zum Trocknen sollte man die Pflanzen abschneiden und im Schatten am Stiel aufhängen.

In der Schulmedizin findet dieses Kraut keine Verwendung, in der Volksmedizin eigentlich erst seit Paracelsus, der es durch seine Signaturlehre bekannt machte. Hier wird es als Tee gegen Erkrankungen der Schleimhäute im Magen-Darm- und im Hals-Lungen-Bereich verwendet.

Hildegard beschreibt genau die Symptome des Lungenemphysems, also der Blählunge, gegen die es weder in der Schulmedizin noch in der Volks- oder Naturheilkunde bis dahin ein wirksames Mittel gab. Lungenkraut kann aber auch beim symptomverwandten Asthma effektiv eingesetzt werden.

Die heilige Hildegard schreibt über das Lungenkraut:

»Ein Mensch, dessen Lunge aufgeblasen ist, daß er hustet und nur mit Mühe einatmen kann, koche Lungenkraut in Wein und trinke es oft nüchtern, und er wird geheilt werden.«

Durch Paracelsus ist das Lungenkraut bei uns bekannt geworden

Lungenkraut

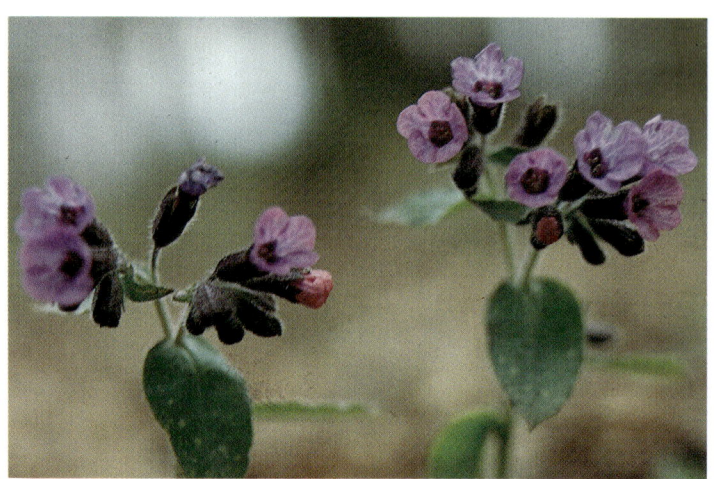

Weiter schreibt die heilige Hildegard über das Lungenkraut:

»Und wenn die Schafe es oft fressen, werden sie gesund und fett, und es schadet auch ihrer Milch nicht. Und wenn die Lunge des Menschen aufgeblasen ist und wenn einer in Wein gekochtes Lungenkraut oft trinkt, wie wir vorhin sagten, wird seine Lunge die Gesundheit wiedererlangen, weil die Lunge beinahe die Natur des Schafes hat.«

Der Patient nimmt mehrmals täglich ein Gläschen (20 Milliliter) Lungenkraut-Wein vor dem Essen (im Mund auf Körpertemperatur erwärmen!). Jeder, der von den genannten Erkrankungen heimgesucht wird, sollte diesen Lungenkraut-Wein unbedingt probieren und über einen längeren Zeitraum einnehmen. Für den Eigenbedarf sollte man dieses Kraut irgendwo unter schattenspendenden Büschen oder Bäumen anzupflanzen versuchen, je nach Möglichkeit. Verwendet werden die Blätter und die Blüten; Erntezeit ist von März/April bis August.

Mit ihrem Hinweis auf die Schafe unterstreicht Hildegard noch einmal den besonderen Heilwert des Lungenkrauts für die Atmungsorgane.

Rezept für Lungenkraut-Wein

40–50 Gramm kleingeschnittenes frisches Lungenkraut (oder etwa 30 Gramm getrocknetes Kraut) zirka 1 Liter reiner Wein

40–50 Gramm kleingeschnittenes frisches Lungenkraut *in* **zirka 1 Liter reinem Wein** *kalt ansetzen, zum Kochen bringen und weitere 3–5 Minuten nachköcheln lassen. Statt der angegebenen Menge Frischkraut kann man auch* **etwa 30 Gramm getrocknetes Kraut** *nehmen. Nach dem Erkalten abseihen und in saubere Flaschen abfüllen.*

Mandel

Der Mandel-Baum, *Prunus amygdalus* oder *Amygdalus communis*, kommt ursprünglich aus Vorder- und Mittelasien, wurde aber schon im Altertum im Mittelmeerraum heimisch und gehört heute zu den Zier- und Nutzbäumen, die oftmals ganze Landschaften prägen. Viele fliegen zu Frühjahrsanfang extra nach Mallorca oder nach Spanien, um die Mandel-Blüte zu erleben.

Die Früchte dieses bis sechs Meter hohen Baumes, die süßen Mandeln, *Amygdalae dulces*, sind ein Geschenk des Himmels und Kranken wie Gesunden gleichermaßen zu empfehlen.

Aus »Mazapán« – dem Mandelbrot – ist später unser Marzipan entstanden

Als im frühen Mittelalter die spanische Stadt Toledo einmal über längere Zeit belagert wurde, die Getreidevorräte zu Ende gingen und eine Hungersnot drohte, in den Vorratsräumen indes die ertragreiche Mandel-Ernte des letzten Jahres noch lagerte, kamen die Nonnen eines Klosters auf folgende Idee: Sie verarbeiteten die gemahlenen Mandeln zu einem Teig und buken ihn im Ofen. Dieses Gebäck nannten sie »Mazapán«, was soviel heißt wie »Brot aus Mandeln«. So überstanden die Eingeschlossenen unbeschadet die Belagerung – die Geburtsstunde des heutigen Marzipans, dessen Hauptbestandteil gemahlene süße Mandeln sind. Durch die Hanse kam dieses »Rezept« nach Lübeck und trat von dort aus seinen Siegeszug um die Welt als »Echtes Lübecker Marzipan« an.

Kleine Mandelgeschichte

Die süßen Mandeln enthalten das fette Mandel-Öl, *Oleum Amygdalarum dulcium verum,* das in Kosmetik und Medizin für den äußerlichen Gebrauch eingesetzt wird. Aus den Preßrückständen bei der Mandelöl-Gewinnung werden Mandel-Kleie und Mandel-Butter gemacht, die ebenfalls in der Kosmetik verwendet werden.

Mit dem Mandelbaum verbinden wir den Süden – ein typischer Anblick in den sonnigen Mittelmeerländern

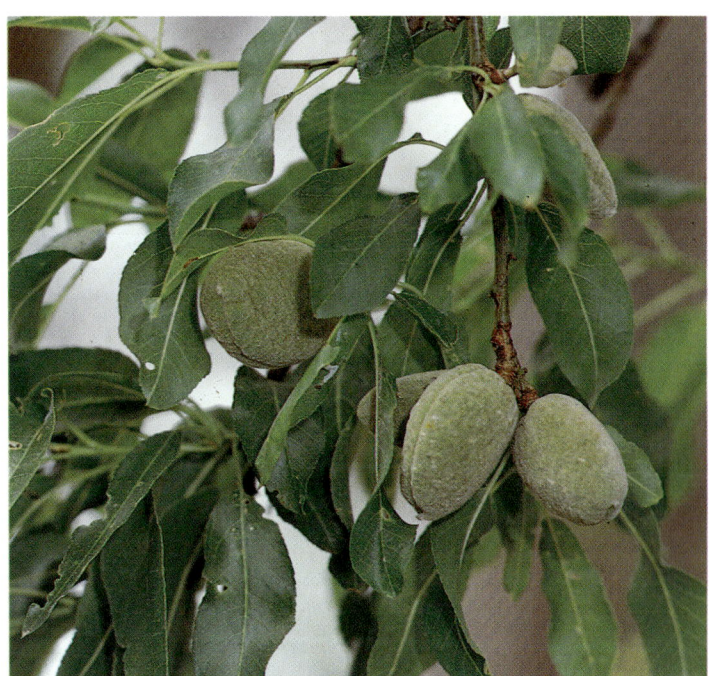

Mandel-Milch als Grundnahrung für allergische Kinder

Zerstoßene Mandeln enthalten das Enzym Emulsin. Wenn man Wasser dazugibt, entsteht eine milchige Flüssigkeit, die Mandel-Milch. In der Kosmetik dient sie zur Pflege der empfindlichen Haut; bei allergisch reagierenden Kindern bietet sie einen Milchersatz.

Diese »Pflanzenmilch« enthält sehr viele pflanzliche Eiweißstoffe – ein Vorzug gegenüber dem tierischen Eiweiß in der Milch und in Milchprodukten. Sie führt zu weniger Fäulnisvorgängen im Darm, außerdem gibt es kaum eine Sensibilisierung gegen diese pflanzlichen Eiweißstoffe. Wegen der ausgesprochen darmverträglichen Eigenschaften der Mandel-Milch kann gegen eine vorhandene Allergie sehr viel leichter mit entsprechenden Medikamenten vorgegangen werden. Häufig helfen schon schwächere Präparate, so daß der Organismus des Allergikers geschont wird. Da die süßen Mandeln nur sehr wenig Zucker enthalten, sind sie für Diabetiker als Nahrungsergänzung bestens geeignet. Die bittere Mandel, *Amygdalae amarae*, findet heute kaum noch Verwendung, es sei denn als Bittermandel-Aroma. Wegen ihres hohen Gehalts an Amygdalin, das aus der Blausäure entsteht, sollte man sie meiden.

Süße Mandeln – ideal für Allergiker und Diabetiker

Man überbrüht **zirka 250 Gramm süße Mandeln** *mit* **kochendem Wasser** *und zieht die braune Haut ab. Dann werden die weißen Kerne in einem Mixer zerkleinert, mit* **4 Eßlöffeln kaltem Wasser** *vermengt und nochmals durchgemixt.*
Die Masse gibt man in eine Schüssel, verrührt sie mit **knapp 1 Liter abgekochtem und erkaltetem Wasser** *und stellt sie etwa 2 Stunden kalt. Danach wird die Flüssigkeit durch ein Sieb und anschließend durch ein feines Tuch abgeseiht, um alle festen Stoffe zu entfernen. Diese Mandel-Milch hält sich im Kühlschrank zirka 24 Stunden frisch und bildet als Ersatz für Kuhmilch die Nahrungsgrundlage bei allergischen Kindern.*

Rezept für Mandel-Milch

zirka 250 Gramm süße Mandeln kochendes Wasser 4 Eßlöffel kaltes Wasser knapp 1 Liter abgekochtes und erkaltetes Wasser

---

Mandeln – Allroundmittel für kernige Gesundheit

»Mensch, was begehrst du mehr?« möchte man da sagen und muß im Hinblick auf die immer weiter um sich greifenden Allergien auf Nüsse dem Altvater der Hildegard-Heilkunde, Gottfried Hertzka, beipflichten, der einmal treffend bemerkte: »Die Haselnüsse und alle anderen Nüsse könnt ihr beruhigt den Eichhörnchen über-

Die heilige Hildegard schreibt über den Mandel-Baum:

»Seine Rinde, Blätter und sein Saft taugen nicht zu Heilmitteln, weil seine ganze Kraft in der Frucht steckt. Wer ein leeres Gehirn hat, eine schlechte Gesichtsfarbe und Kopfweh oder wer lungenkrank ist und einen Leberschaden hat, esse oft Mandel-Kerne, ob roh oder gekocht, und es füllt das Gehirn, gibt ihm die richtige Gesichtsfarbe, kräftigt die Lunge und die Leber und macht ihn stark.«

lassen, wir sollten uns an die süßen Mandeln halten, da wissen wir, was wir haben!«

Die süßen Mandeln sollten eigentlich von jedem Ernährungsbewußten in die tägliche Nahrung mit aufgenommen werden – und erst recht natürlich in eine Diät: Da dürfen sie auf keinen Fall fehlen. Im Rahmen eines Diätplans zum Abnehmen sollten sie angesichts ihrer beträchtlichen Kalorienmenge natürlich maßvoll gegessen werden.

Auch in jedem Koch- und Backrezept ist die angegebene Menge Nüsse sinnvollerweise durch süße Mandeln zu ersetzen. Verwendet man dann statt »normalem« Mehl Dinkel-Mehl, statt »normalem« weißen Zucker braunen Rohrzucker oder Honig und bringt mit den Hildegard-Gewürzen noch eine etwas andere Geschmacksnote hinein, ist die Hildegard-Back- und Kochstube perfekt.

Zur Stabilisierung der Abwehrkräfte gegen Erkrankungen jedweder Art leisten die süßen Mandeln, täglich eine Handvoll genossen, einen unschätzbaren Beitrag. Dies können viele Hildegard-Freunde aus Erfahrung bestätigen.

Man ißt sich mit süßen Mandeln quasi gesund! Deshalb zum Schluß dieses Abschnitts noch ein Backrezept mit Mandeln:

Mandel-Plätzchen

*125 Gramm Butter
125 brauner Vollrohr-
zucker oder Honig
1–2 Messerspitzen
Vanillezucker
1 Prise Salz
2–3 Eier
100 Gramm
feingehackte Mandeln
250 Dinkel-Weißmehl*

125 Gramm Butter *schaumig rühren;* **125 Gramm braunen Vollrohrzucker** *oder Honig,* **1–2 Messerspitzen Vanillezucker, 1 Prise Salz, 2–3 Eier** *(je nach Größe) beigeben und vermischen.*
100 Gramm feingehackte Mandeln *und* **250 Gramm Dinkel-Weißmehl** *hinzufügen und alle Zutaten zu einem Teig verrühren.*

Mit einem Löffel kleine Häufchen aus dem Teig abstechen und auf ein gefettetes, bemehltes Backblech geben. Im oberen Teil des Backofens bei zirka 180 Grad Celsius 15–20 Minuten backen.

Muskatnuß

Die Muskatnuß, *Nux moschata*, ist die Frucht des 10 bis 20 Meter hohen Muskat-Baumes, der im tropischen Asien beheimatet ist, heute aber auch im tropischen Südamerika angebaut wird. Die fleischigen Beerenfrüchte enthalten als Samen die würzige Muskatnuß.

Von den Früchten wird nach der Reife das Fruchtfleisch entfernt, der Samen getrocknet, erhitzt und die harte Samenschale mit Holzhämmern zerschlagen. Danach werden die Innenkerne meist noch einige Zeit zum Schutz vor Insektenfraß in Kalkmilch gelegt und gelangen schließlich als Muskatnüsse in den Handel.

Das Muskatnuß-Öl, als Macis-Öl auch im Handel erhältlich, wirkt auf den Körper in geringer Dosis verdauungssaftanregend, entkrampfend und nervenberuhigend. In zu hoher Dosis kann es das Bewußtsein verändern bis hin zu Halluzinationen. Die Gefahr besteht aber kaum, da man wegen des sehr intensiven Geschmacks kaum überdosieren wird – das Essen würde dann ungenießbar; dezentes Würzen dagegen bereichert den Geschmack.

Mit der Muskatnuß verhält es sich eben wie mit vielen Substanzen: Geringe Mengen sind von Nutzen, große sind Gift – oder wie der berühmte Arzt Paracelsus sagte: »All Thing seyn Gift, nur die Dosis macht's, ob Thing nicht Gift seyn!«

In der Hildegard-Heilkunde hat die Muskatnuß einen hohen Stellenwert; Hildegard-Freunde verwenden sie außerdem mit Vorliebe in der Küche.

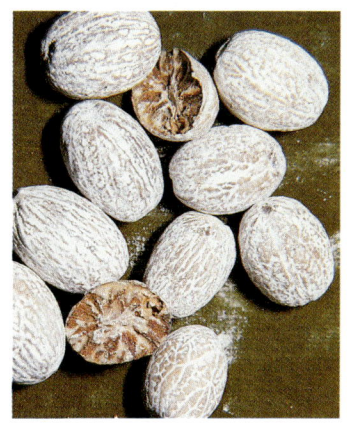

Die Muskatnuß ist aus den meisten Küchen nicht mehr wegzudenken

Muskatnuß öffnet das Herz und bringt guten Verstand

Die positiven Wirkungen der Muskatnuß, welche die heilige Hildegard offenbart, betreffen mehr die Psyche des Menschen – eine der stärksten Aussagen Hildegards in dieser Hinsicht überhaupt –, kommen aber letztlich auch dem Körper zugute. Denn ein Mensch, dessen Herz sich öffnet, dessen Sinn rein ist und der dadurch einen »guten Verstand hat«, gibt *allem* Heilenden Raum. Was heute in der Psychosomatik dargestellt wird, hat die heilige Hildegard schon vor über 800 Jahren klar erkannt und niedergeschrieben.

Sie empfiehlt uns bei »schlechten Nerven«, wie viele heute sagen würden, die Muskatnuß und einige andere Gewürze mit Mehl zu verbacken. Das Ergebnis sind die in Hildegard-Kreisen berühmt gewordenen »Nerven-Kekse«. Zusammen mit einem kleinen Gläschen Herzwein stabilisieren und stärken sie Herz, Kreislauf und Nerven. (Rezept s. S. 134.)

Die Muskatnuß selber wird, um ihre vollständige (Heil-)Wirkung entfalten zu können, in der Regel kurz mitgekocht. Daran sollte jede Hausfrau denken, die etwas für den häuslichen Frieden und die Ausgeglichenheit in der Familie tun möchte, und das Gewürz nicht erst zum Schluß an die Speisen geben.

Muskatnuß-Suppe bei hohem Blutdruck und nervlicher Belastung

Mit »Lähmung im Gehirn«, wie Hildegard schreibt, würden wir heute eine massive Kopfdurchblutungsstörung bezeichnen, wie sie z.B. bei einem Schlaganfall auftritt. Wenn also jemand unter hohem Blutdruck leidet – die Vorstufe des Schlaganfalls, der dann mit entsprechenden Lähmungen einhergeht –, empfiehlt sich zur Vorbeugung der regelmäßige Genuß einer Muskatnuß-Suppe. Dazu ist auch jedem zu raten, der »im Kopf etwas durcheinander ist«, dessen klares Denken also schon beeinträchtigt ist.

Die erforderliche Mischung stellt der Apotheker zusammen:
Muskatnuß-Pulver *(20,0)*, **Galgant-Pulver** *(30,0)*, **Iriswurzel-Pulver** *(10,0)*, **Spitzwegerichwurzel-Pulver** *(10,0)*,
Salz *(10,0)*

Rezept für Muskatnuß-Mischung

Muskatnuß-Pulver
Galgant-Pulver
Iriswurzel-Pulver
Spitzwegerichwurzel-Pulver
Salz

Jeder, der erkrankt oder gefährdet ist, sollte sich morgens und/oder abends eine dünne Dinkelgrieß-Suppe machen und diese mit der Pulvermischung nach eigenem Geschmack würzen. Da Dinkelgrieß gleichzeitig für die Nieren gut ist und alle, die zu hohem Blutdruck neigen, auch eine Nierenschwäche haben, ist Grieß empfehlenswerter als Mehl. Wer dagegen zu Durchfall neigt, sollte sich besser die leicht stopfende Dinkelmehl-Suppe bereiten.

Der Betroffene sollte diese Suppe mit einer gewissen Regelmäßigkeit über einen längeren Zeitraum essen. Dabei kann er je nach Geschmack variieren und die Anteile Muskat, Galgant und Salz unterschiedlich gewichten. Die Mischung, die dem Patienten am besten schmeckt, hat auch die größte Wirkung auf den Körper und die Erkrankung. Die obige Mischung ist insofern als Grundrezept zu verstehen.

Die Nerven-Kekse nach der heiligen Hildegard

Hier zum Schluß noch das Rezept der Nerven-Kekse nach der heiligen Hildegard, die sich zur Stabilisierung und Stärkung der Nerven bestens eignen und außerdem noch hervorragend schmecken.

Die heilige Hildegard schreibt weiter über die Muskatnuß:

»Wen die Lähmung im Gehirn plagt, der pulverisiere Muskatnuß und zweimal soviel Galgant und zerstoße die Wurzel der Gladiole und Wegerich in gleichem Gewicht unter Beigabe von Salz. Und aus alldem mache er ein Süpplein und schlürfe es. Und dies mache er ein- oder zweimal im Tag, bis er geheilt wird.«

»Nimm Muskatnuß, im gleichen Gewicht Zimt und etwas Nelken und pulverisiere das. Und dann mach mit diesem Pulver, mit Mehl und etwas Wasser Törtchen und iß diese oft, und es dämpft die Bitterkeit des Herzens und des Sinnes, es öffnet dein Herz, macht deinen Geist fröhlich, mindert alle schädlichen Stoffe in dir, es verleiht deinem Blut einen guten Saft, und es macht dich stark.«

**Rezept für
Nerven-Kekse**

*100 Gramm
Pulvermischung
1500 Gramm Dinkel-
Feinmehl
200 Gramm geriebene
oder gestiftelte Mandeln
375 Gramm Butter
400 Gramm Rohzucker
oder Honig
4 mittelgroße Eier
Wasser
geschälte süße Mandeln*

Anteile der Pulvermischung: **Nucis muscatae pulv. (45,0; Muskatnuß-Pulver), Cort. Cinnamoni pulv. (45,0; Zimt), Flor. Caryophyll. pulv. (10,0; Nelken-Pulver), M. f. Pulv. Nervengewürzmischung.**
Aus **100 Gramm der Pulvermischung, 1500 Gramm Dinkel-Feinmehl** *(Dinkel-Weißmehl),* **200 Gramm geriebenen oder gestiftelten Mandeln, 375 Gramm Butter, 400 Gramm Rohzucker** *oder* **Honig, 4 mittelgroßen Eiern** *und* **1 Prise Salz** *wird mit wenig* **Wasser** *ein Teig geknetet und dann ganz dünn ausgerollt. Entweder sticht man Plätzchen mit Formen aus, oder man teilt den ganzen Teig mit einem Wellenschneider in Stücke.*
Die Plätzchenstücke werden – nach Belieben mit einer **geschälten süßen Mandel** *in der Mitte verziert – auf ein leicht gefettetes Blech gelegt und in 5–10 Minuten bei zirka 180–200 Grad Celsius in der Röhre gebacken.*

Dieses Rezept kann nach Gutdünken individuell variiert werden. Hauptsache ist, daß man aus guten Zutaten und der Gewürzmischung wohlschmeckende Plätzchen backt. Von diesen Plätzchen sollte man täglich einige essen, dazu ein Gläschen Herzwein in Ruhe genießen.

Quitte

Die Quitte wächst auf Bäumen oder Sträuchern (*Cydonia vulgaris*), die bis zu vier Meter hoch werden. Sie gehört zur Familie der Rosengewächse. Im Mai oder Juni können wir die großen weißlichroten, einzeln stehenden Blüten bewundern. Es gibt apfel- und birnenförmige Früchte, die sich für Heilzwecke gleich gut eignen und bei uns in milderen Gegenden bestens gedeihen. Die reifen Früchte haben eine goldgelb leuchtende, filzartige Schale, die man vor dem Verzehr abschälen oder nach dem Überbrühen mit kochendem Wasser abziehen sollte.

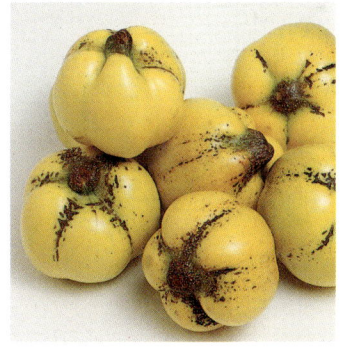

Quitten, die »goldenen Äpfel« der Göttin Aphrodite, ließ schon Karl der Große bei uns anbauen

Die Quitte ist in Kleinasien und Persien beheimatet, wo sie noch heute wild wächst. Bei uns wurde sie kultiviert. Im alten Griechenland waren die »goldenen Äpfel« der Liebesgöttin Aphrodite geweiht. In Deutschland finden wir die Quitte schon im »Capitulare de villis«, den Anbauvorschriften Karls des Großen, also im 9. Jahrhundert, mit aufgeführt.

In der Naturheilkunde wird die Quitte wegen ihres hohen Pektin-, Schleim- und Gerbstoffgehaltes bei Durchfall und Entzündungen des Magens eingesetzt. Doch auch bei Reizungen der Schleimhäute, besonders der des Rachenraumes, der Lungen und der Bronchien, findet die Quitte Anwendung.

Die in Wasser gelegten Kerne der Quitte, die dort schleimig aufquellen, werden nur in der Naturheilkunde zusammen mit Eibisch-Sirup bei Bronchialerkrankungen gegeben, nicht jedoch in der Hildegard-Heilkunde.

Wie man bei Hildegard lesen kann, ist die Quitten-Kur, die viele Hildegard-Freunde im Herbst durchführen, eigentlich ein absolutes Muß für jeden Rheu-

Quittenblüte

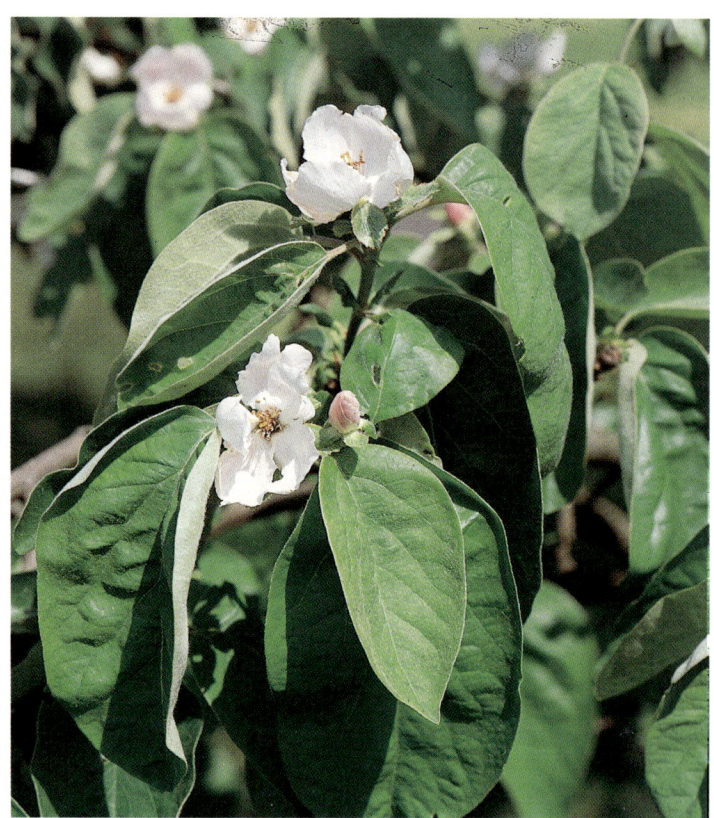

matiker. Man kann sie natürlich auch vorbeugend machen, denn es gibt kaum ein Heilmittel, das so köstlich schmeckt und so gesund ist.

Die Quitte entgiftet den ganzen Körper, weil sie im Darm wie ein Schwamm die Gifte aufnimmt, unschädlich macht und dann ausscheidet. Dadurch reguliert sie den Säftehaushalt.

Die Quitten-Kur

Im Herbst, wenn in den Gärten die Quitten reif werden und man sie überall auf den Märkten kaufen kann, sollte man so oft wie möglich Quitten in den Speiseplan mit aufnehmen. Eine solche Quitten-Kur empfiehlt sich besonders für Rheumatiker.

Zunächst überbrüht man die **Quitten** *kurz mit kochendem Wasser, so daß sie sich leichter enthäuten lassen. Nach dem Entkernen kann man sie beliebig weiterverwenden, z.B. kochen und dann durch ein Sieb geben. Kocht man ein Kompott, sollte man natürlich die etwas sauren Früchte mit* **Rohrzucker** *oder* **Honig** *süßen. Zur geschmacklichen Verbesserung eignen sich auch Gewürze, z.B.* **Galgant, Zimt, Nelken** *und* **Wein.**

Dieses Kompott gibt man auf einen Dinkel-Hefekuchen, oder man macht Gelee oder Marmelade daraus. Als Wintervorrat kann man Quitten-Schnitten im offenen Backofen trocknen. Quitten-Marmelade oder Quitten-Gelee läßt sich auch als Geschmacksverbesserer für das Sellerie-Rheumapulver verwenden.

Quitten-Kur für Rheumatiker

So hat man gleich zwei Rheumamittel: die Quitte und das Rheumapulver. In der Schweiz schätzt man die Quitten-Gutzeln, eine köstlich schmeckende Medizin: Quitten-Saft wird, mit Honig und Galgant gewürzt, auf einem Blech im Ofen so eingedickt, daß man das Ganze hinterher in Stücke schneiden kann.

Übermäßiger Speichelfluß und Nebenhöhlenentzündungen

Eine Quitten-Kur im Herbst hilft Parkinsonpatienten, die morgendlichen Speichelfluß haben, diesen zu verringern. Aber auch Menschen mit Nebenhöhlenbeschwerden spüren nach einer solchen Quitten-Kur eine Besserung. In diesem Fall ist unbedingt darauf zu achten, daß zusammen mit den Quitten dem Organismus ausreichend Bertram zugeführt wird, da dieser die »üblen Schleime aus dem Kopf zieht«. Nach anfänglicher Zunahme des Speichelflusses klingen die Beschwerden rasch ab, und die Nebenhöhlen werden frei.

Quitte wirkt:

- *entgiftend*
- *entzündungs-hemmend*
- *antirheumatisch*

Auflage bei schlecht heilenden Wunden

Bei schlecht heilenden, eitrigen Geschwüren legt man Quitten – gekocht oder gebraten – noch leicht warm auf die offenen Wunden, am besten zusammen mit anderen Heilkräutern wie Schafgarbe, dem Wundkraut schlechthin. Dadurch werden die Wunden noch besser gereinigt und heilen sehr viel schneller.

Zum Schluß noch ein Rezept aus der Hildegard-Küche, das mir eine Patientin gleich zusammen mit einer Kostprobe lieferte.

Quitten-Konfitüre mit Galgant	*Die **Quitten** werden entkernt, in Stücke geschnitten und in einem Topf mit etwas Wein unter geringer Zugabe von **Zitronensaft** weich gekocht. Anschließend gibt man sie durch ein feines Sieb, um die harten Schalen und die Versteinerungen in den Früchten auszusondern.*
Quitten *Zitronensaft* *brauner Rohrzucker* *Galgant-Pulver* *Zimt*	*Das Mus wird dann mit **braunem Rohrzucker** (Menge nach persönlichem Geschmack), etwas **Galgant-Pulver** und viel **Zimt** nochmals kräftig durchgekocht und dadurch eingedickt. Die fertige Konfitüre füllt man noch heiß in saubere Schraubgläser, die sofort verschlossen werden.*

Ringelblume

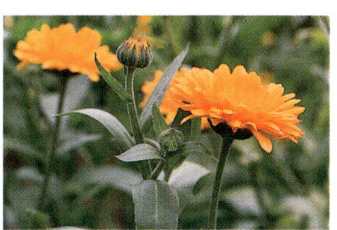

Die Ringelblume ist ihrer Heilkraft wegen unübertroffen

Die Ringelblume, *Calendula officinalis*, wächst in vielen Hausgärten und wird für Heilzwecke in großen Kulturen angepflanzt. Geerntet werden die zahlreichen leuchtend gelb- bis orangefarbenen Blüten, die einen Durchmesser von bis zu vier Zentimetern erreichen. Die einjährige Pflanze samt sich selbst aus und sticht im Garten deutlich ins Auge. Während der Blütezeit von Mai/Juni bis Oktober kann man sich einen Wein gegen Vergiftungen des Magen-Darm-Traktes bereiten (und aufbewahren) oder auch »seine« Salbe herstellen.

In der Homöopathie wird die Ringelblume hauptsächlich innerlich und äußerlich bei frischen und alten Wunden, aber auch bei offenen Beinen und venösen und/oder lymphatischen Stauungen in den Beinen verwendet.

Ringelblume gegen Vergiftungen des Magen-Darm-Traktes

Die heilige Hildegard spricht von einer Vergiftung durch verdorbene Speisen oder durch langsam wirkende Pflanzengifte von Beeren, Früchten oder auch Pilzen. Starke Pflanzen- oder Pilzgifte, die den Betroffenen in akute Lebensgefahr bringen, sind hier natürlich nicht gemeint. Solche Fälle gehören sofort in ärztliche oder klinische Behandlung!

Bei leichten Vergiftungen kocht man, gleich wenn die ersten Beschwerden auftreten, Ringelblumen in Wasser. Damit befeuchtet man einen Umschlag und legt diesen, noch warm, auf die Magenpartie. Weitere Ringelblumen werden sofort in erwärmten Wein gegeben und mit die-

Die heilige Hildegard schreibt über die Ringelblume:

»Die Ringelblume hat starke Grünkraft gegen Gift in sich. Wer Gift ißt oder wem es verabreicht wurde, koche Ringelblume in Wasser, und nach dem Ausdrücken des Wassers lege er sie warm auf seinen Magen, und sie erweicht das Gift, und es wird von ihm ausgeschieden. Dann wärme guten Wein, lege genug Ringelblumen hinein und damit wärme wiederum den Wein, und wer Gift genommen hat, trinke jenen halbwarmen Wein, und er schneuzt das Gift wieder durch die Nase aus oder wirft es durch den Schaum von sich aus.«

Die heilige Hildegard schreibt weiter über die Ringelblume:

»*Ein Mensch, dem der Kopf vellecht* (schuppig) *wird, nehme Speck, schneide die Schwarte und das Weiche weg, zerstampfe den Rest in einem Mörser zusammen mit Ringelblume. Und damit salbe er den Kopf oft, und die Vellen* (Schuppen) *fallen ab und sein Kopf wird schön sein.*«

sem bis kurz vor den Siedepunkt erhitzt – abseihen und den Wein lauwarm schluckweise trinken. Dies löst beim Patienten Erbrechen aus; das Gift wird eruptionsartig aus dem Magen ausgestoßen, so daß das Erbrochene aus Mund und Nase »schaumig« herauskommt.

Dies ist Hildegards Erste Hilfe bei Vergiftungen. Trotzdem muß man natürlich unbedingt einen Arzt um Rat fragen! Für akute Vergiftungsfälle sollten die entsprechenden Rufnummern immer im privaten Telefonbuch stehen. Die Notrufnummern sind rund um die Uhr, auch an Sonn- und Feiertagen, besetzt. Unter ihnen erhält man im Vergiftungsfall konkrete Anweisungen.

Ringelblumen-Salbe gegen Hauterkrankungen

Die Ringelblumen werden am besten in der Phase kurz vor Vollmond am frühen Morgen geerntet. Für die Salbe sollten sie möglichst sofort verwendet werden. Immer nur eine kleine Menge zubereiten, da die Salbe ohne Konservierungsmittel nicht sehr lange haltbar ist. Die betroffenen Hautbezirke sollten öfters bestrichen werden.

Salbenrezept gegen Hauterkrankungen

ein fettes Stück roher Schweinebauch Ringelblumen

Bei schuppenartigen Hauterkrankungen kann man sich die Salbe selbst zubereiten. Von einem **fetten Stück rohem Schweinebauch** *die äußere Schwarte und das Fleisch wegschneiden. Das* **reine Fett** *im Mixer zerkleinern, die* **Ringelblumen** *mit hineingeben und mit dem Fett zu einer homogenen Masse vermischen.*

Schafgarbe

Die Schafgarbe, *Achillea millefolium*, ist weltweit eine der verbreitetsten Heilpflanzen und neben der Brennnessel auch eine der bekanntesten. Die Schafgarbe wird bis zu 60 Zentimeter hoch und bildet oben rispige Scheindolden. Sie wächst bis zu einer Höhenlage von 2 500 Metern.

Ihr deutscher Name rührt daher, daß kranke Schafe und Ziegen die Pflanze bei Entzündungen und Verletzungen innerer und äußerer Art mit Vorliebe fressen. Der erste Bestandteil ihres lateinischen Namens geht auf den griechischen Helden Achilles zurück, der vom weisen Zentaur Cheiron den Rat bekommen haben soll, die blutenden Wunden seiner Soldaten mit dieser Pflanze zu umwickeln. Der Beiname »*millefolium*« bedeutet »tausendblättrig« – ein Hinweis auf die feingefiederten Blätter.

In der Volks- und Naturheilkunde wird die Schafgarbe innerlich als Magen-Darm-Mittel verwendet, da sie durch ihre aromatischen Bitterstoffe die Verdauungssäfte anregt; äußerlich als blutstillendes Mittel für Umschläge. Bereits in altchinesischen Schriften (bis etwa 2 000 v. Chr.) wird die Schafgarbe zur Blutstillung erwähnt, und auch im Altertum und im Mittelalter war sie eine hochgeschätzte Heilpflanze. In der Homöopathie findet sie heute für die Zubereitung von Tees und alkoholischen Auszügen Verwendung.

Bei Hildegard finden wir eine völlige Übereinstimmung mit den seit Jahrtausenden bekannten Vorzügen der Schafgarbe; ihre Anwendungen fallen aber differenzierter aus und haben sich in der Praxis bestens bewährt.

Die heilige Hildegard schreibt über die Schafgarbe:

»Die Schafgarbe hat gesonderte und feine Kräfte für Wunden.«

Schon vor Jahrtausenden war die Schafgarbe in China als Heilpflanze bekannt

Die heilige Hildegard schreibt über äußere Wunden:

»Wer durch einen Schlag verletzt wird, wäscht die Wunde mit Wein und soll dann mäßig in Wasser gekochte und dann ausgepreßte Schafgarbe warm über jenes Tuch binden, das auf der Wunde liegt. So nimmt sie der Wunde die Fäulnis und die Schwären und heilt sie. Dies mache so oft, solange es nötig ist. Nachdem die Wunde begonnen hat, sich zusammenzuziehen und zu heilen, soll die Schafgarbe direkt auf die Wunde gelegt werden, und sie wird umso gesünder und vollkommener geheilt.«

Schafgarbe wirkt:

- *desinfizierend*
- *blutstillend*
- *verdauungssaft-anregend*
- *entschlackend*

Äußere Wunden

Eine frische Wunde wird zunächst ausgewaschen – dies war in der damaligen Heilkunde nichts Ungewöhnliches und wird noch heute praktiziert. Anschließend verbindet man die Wunde steril. Die in Wasser leicht gekochte Schafgarbe wird noch gut warm als Kompresse auf den Wundverband gelegt und mit einer Binde oder einem Tuch festgehalten. Hat sich die Wunde geschlossen, kann man zur weiteren Heilung die warmen Schafgarben-Kompressen direkt auf die Verletzung binden. Dafür eignen sich sowohl die frischen als auch die getrockneten Kräuter.

Innere Verletzungen und Blutungen

Bei inneren Verletzungen oder Blutungen jeder Art hat sich das oral eingenommene Schafgarben-Pulver bestens bewährt. Bei Knochenbrüchen begünstigt es den Heilungsprozeß. Aber auch bei Nieren- oder Blasensteinen bzw. -grieß leistet das Pulver unschätzbare Dienste, da es die Schleimhautblutungen, die durch die Reibung der Steine oder des Grießes entstehen, in kurzer Zeit zum Stillstand bringt. Natürlich sollte man dabei auch die eigentliche Ursache der Schleimhautblutungen, die Steine oder den Grieß, schnell beseitigen.

Wird die Verletzung von Wundfieber begleitet, darf das Schafgarben-Pulver nur mit abgekochtem Wasser zugeführt werden, das dessen erwärmende Wirkung reduziert. Ist das Fieber oder das übermäßige Wärmegefühl abgeklungen, sorgt die Einnahme des Pulvers für einen günstigen Heilungsverlauf.

Vor notwendigen Operationen sollte man dieses Schafgarben-Pulver unbedingt zwei bis drei Wochen lang mehrmals täglich einnehmen, immer einen halben Teelöffel voll in etwas warmem Wein, noch besser, in etwas warmem Herzwein. Dadurch werden die Blutungen während der Operation verringert. Auch die Gefahr einer Thrombose, Embolie oder dergleichen wird reduziert, der Heilungsprozeß dagegen gefördert.

Schafgarbe sollte jeder für sich und seine Familie sammeln und in der Hausapotheke stets zur Hand haben. Da sie von Mai bis September/Oktober gepflückt werden kann, läßt sich ein gewisser Vorrat anlegen. Gesammelt wird am besten in der Phase kurz vor oder direkt bei Neumond an einem warmen, sonnigen Tag gegen Mittag. Das Kraut trocknet an einem schattigen und luftigen Platz sehr rasch und wird dann in einem Schraubglas aufbewahrt.

Man kann die Schafgarbe samt Stengel nehmen und für Kompressen sogar die Wurzeln mitverwenden. Für das Pulver haben sich die feingliedrigen Blätter der Pflanze besser bewährt, da sie sehr schnell trocknen, durch Reiben zwischen den Fingern ein ganz feines Pulver ergeben und dadurch besser einzunehmen sind.

Wer im Bedarfsfall keine selbstgesammelte Schafgarbe zur Verfügung hat, kann sich in einem Kräuterladen oder einer Apotheke getrockneten Schafgarben-Tee (mit Blüten) kaufen und ihn in einem Mixer fein pulverisieren.

Die heilige Hildegard schreibt über innere Wunden:

»Wer im Körperinnern eine Wunde erhielt, pulverisiere Schafgarbe und trinke das Pulver in warmem Wasser. Wenn es ihm bessergeht, nehme das Pulver in warmem Wein, bis er geheilt wird.«

Wer den Tee zum Trinken bevorzugt, kann die ganze Pflanze mit Blüte, Blättern und Stengel nehmen.
Nach dem Trocknen grob schneiden und trocken aufbewahren. Für jede Tasse **1 Teelöffel Schafgarbe** *mit* **kochendem Wasser** *übergießen, 5 Minuten ziehen lassen, abseihen und möglichst dreimal täglich 1 Tasse vor dem Essen trinken.*

Rezept für Schafgarben-Tee

1 Teelöffel Schafgarbe
kochendes Wasser

Selbstverständlich kann man im Sommer immer auch die frischen Pflanzen, vorzugsweise die kleingeschnittenen Blätter, für den Tee verwenden.

Dreitagefieber

Die heilige Hildegard schreibt über das Dreitagefieber:

»Wen das Dreitagefieber plagt, koche Schafgarbe und zweimal soviel Engelsüß in mildem und gutem Wein, seihe das durch ein Tuch, und beim Herannahen des Fiebers trinke er diesen Wein. Diesen Kräuterwein trinke drei Tage, und wenn es nötig ist, erneuere er das mit frischen Kräutern, und er mildert das Fieber, und er wird geheilt werden.«

Verdunkelung der Augen durch viel Weinen

Die heilige Hildegard schreibt über verdunkelte Augen:

»Wer vom Vergießen der Tränen in den Augen verdunkelt ist, zerstoße mäßig Schafgarbe und lege sie abends auf die Augen, indem er achtgibt, daß sie die Augen innen nicht berühren, und so lasse er sie bis etwa um Mitternacht, und dann nehme er sie weg. Wenn er das gemacht hat, dann umstreiche er mäßig die Augenwimpern mit bestem und reinstem Wein, und so werden die Augen geheilt.«

Nasenbluten

Die heilige Hildegard schreibt über Nasenbluten:

»Wem viel Blut aus der Nase fließt, nehme Dill und zweimal soviel Schafgarbe und lege diese grünen Kräuter um die Stirn, die Schläfen und seine Brust. Die Kräuter müssen grün sein, weil ihre Kraft hauptsächlich im Grün wirkt.

Wenn es aber Winter ist, pulverisiere diese Kräuter, besprenge dieses Pulver mit etwas Wein, lege es in ein Säcklein, und er lege es auf die Stirn, die Schläfen und die Brust, wie vorher gesagt wurde.«

Gegen Nasenbluten führt die heilige Hildegard von Bingen auch noch den rasch wirksamen warmen Karneol-Wein an. Wenn man den Stein nicht zur Hand hat, sind viel Dill und Schafgarbe eine gute Alternative.

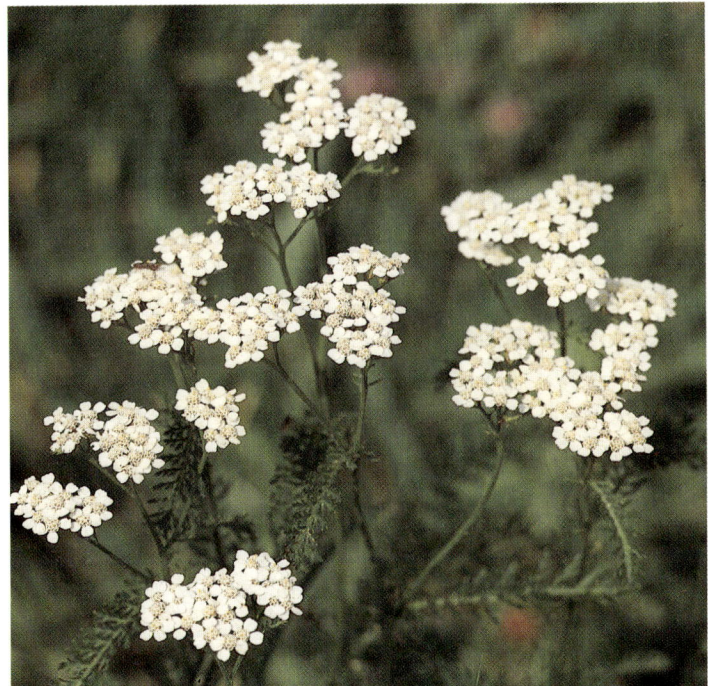

Die Schafgarbe ist eine vielseitige Heilpflanze in der Hildegard-Heilkunde

Hundebiß

»Wer von einem Hund gebissen worden ist, nehme Teig aus Semmelmehl (Dinkel-Feinmehl), *der mit Eiweiß bereitet ist, und lege ihn drei Tage und ebenso viele Nächte auf den Hundebiß, damit er die Gifte herausziehe. Dann nehme den Teig weg, zerstoße Schafgarbe mit Eiweiß und lege dies drei oder zwei Tage auf jenen Biß und nehme es dann weg. Und dann heile er mit Salben, wie er eine andere Wunde zu heilen pflegt.«*

Die heilige Hildegard schreibt über den Hundebiß:

Der Hundebiß war im Mittelalter sehr gefürchtet, da er häufig Anfallserkrankungen mit Todesfolge nach sich zog. Heute wissen wir, daß hierfür – neben den normalen Wundinfektionen durch die Zähne – der Speichel tollwütiger Hunde die Ursache war.

Durch das Auswaschen der Wunde mit Wein und deren Behandlung in der von Hildegard vorgeschlagenen Weise begrenzte man Wundinfektionen und Tollwuterkrankungen auf ein Minimum.

Maßnahmen gegen Tollwut

Heute sollte man sich bei einem Hundebiß sofort in ärztliche Behandlung begeben. Die Wunde ist unverzüglich mit normalem Seifenwasser oder Wasser, dem ein Spülmittel zugesetzt worden ist, auszuwaschen, das nach neuesten Erkenntnissen die Erreger der Tollwut abtötet, die gewöhnlich mit dem Speichel in den Körper gelangen. Inzwischen gibt es Impfstoffe, die auch noch nach einer Infektion wirken. Werden sie zu spät verabreicht und die vorangehenden Maßnahmen nicht richtig durchgeführt, führt der Biß eines tollwütigen Tieres mit großer Wahrscheinlichkeit zum Tode.

Veilchen

Das wohlriechende Veilchen, *Viola odorata*, ist jedem Naturfreund bekannt. Es wächst in vielen Gegenden fast wie »Unkraut«, wenn die geeigneten Boden- und Standortbedingungen gegeben sind. Im Frühjahr wird das oft nur zehn Zentimeter hohe Blümchen mit dem im Boden verankerten, kriechenden Wurzelstock häufig von den üppigeren Pflanzen überdeckt. Sammeln sollten wir die Pflanze, speziell die Blüten, zu dieser Jahreszeit bei zunehmendem Mond, wenn die heilenden Säfte besonders stark enthalten sind.

In der »normalen« Naturheilkunde und der Homöopathie wird das Veilchen als Tee eingesetzt, speziell gegen rheumatische Schmerzen, Asthma, Husten, Bronchialerkrankungen und Hautunreinheiten. In der Hildegard-Heilkunde sind die Indikationen ähnlich, aber noch etwas gezielter. Man verwendet – wenn nicht anders angegeben – die ganze Pflanze ohne die Wurzeln.

Veilchen-Öl gegen »Verdunkelung der Augen«

Das von der heiligen Hildegard beschriebene Augenmittel wirkt hervorragend bei nachlassender Sehkraft. Welches Öl dabei verwendet wird, ist egal, Hauptsache, das Öl ist rein und kaltgepreßt. Für äußerliche Anwendungen wird in der Hildegard-Heilkunde Oliven-Öl bevorzugt, das die heilige Hildegard als »Baumöl« bezeichnet (Rezept s. S. 149).

Die heilige Hildegard schreibt über das Veilchen:

»Das Veilchen ist gut gegen Verdunkelung der Augen. Nimm gutes Öl und bring es an der Sonne oder am Feuer in einem sauberen Topf zum Sieden, wirf dann so viel Veilchen hinein, damit es davon dick wird, und fülle es in ein Glas zum Aufbewahren. Abends salbe mit diesem Öl um die Augenlider und die Augen herum ein, ohne daß es die Augen inwendig berührt, und es wird die Verdunkelung der Augen vertreiben.«

Mischtropfen gegen Bindehautentzündung (Konjunktivitis)

»Feurige Augen« werden mit dem Veilchen-Saft der heiligen Hildegard bald geheilt

Mit den »feurigen Augen« der Hildegard ist die Bindehautentzündung gemeint, wie sie bei Allergien, beim Sonnenbrand und auch beim sogenannten Verblitzen während des Elektroschweißens auftritt. Der Augapfel ist dabei gerötet und teilweise blutunterlaufen, das Auge tränt.

Die Betroffenen können nur noch sehr schlecht sehen und haben das Gefühl, daß Sandkörner bei jeder Augenbewegung schmerzhaft reiben. Hier hilft die folgende Mischung der heiligen Hildegard, die der Apotheker auf Wunsch zusammenstellt. Mit den entsprechenden Zutaten kann man sie auch selber herstellen.

Hildegard-Rezept gegen Bindehautentzündung

3 Teile Veilchen-Saft
6 Teile Rosen-Saft
2 Teile Fenchel-Saft
Wein

3 Teile Veilchen-Saft,
6 Teile Rosen-Saft
und **2 Teile Fenchel-Saft**
mit etwas **Wein** *mischen.*

Depressionen mit Atembeschwerden

»Wenn jemand durch Melancholie und Verdruß im Sinn beschwert wird und so die Lunge schädigt (also unwillkürlich in die typische Preßatmung des psychisch Belasteten verfällt, die Atembeschwerden hervorrufen kann), *der koche Veilchen in reinem Wein, seihe es durch ein Tuch und gebe diesem Wein Galgant und Süßholz bei, soviel er will, und mache einen Klartrank und trinke ihn, und es unterdrückt die Melancholie und macht ihn froh, und seine Lunge heilt es.«*

Jeder, der psychisch belastet ist, sollte sich im Frühjahr diesen Veilchen-Wein kochen und täglich mehrmals 1 Gläschen (zimmerwarm) davon trinken.
40–50 Gramm frische Veilchen *in* **1 Liter naturreinem Wein** *kalt ansetzen, zum Kochen bringen, noch zirka 3 Minuten leicht köcheln lassen und abseihen.* **Geschnittene Galgant-Wurzeln** *und* **geschnittene Süßholz-Wurzeln** *in den Wein geben, Menge nach Geschmack.*
Veilchen-Wein nochmals einige Minuten köcheln, damit die Inhaltsstoffe der Wurzeln vom Wein aufgesogen werden. Zwischendurch kosten und eventuell noch **Wurzeln** *dazugeben; nach neuerlicher Zugabe von Wurzelstückchen stets nachköcheln, bis der Geschmack – individuell verschieden – zusagt. Durch ein Tuch abseihen, also einen »Klartrank« machen, wie es in der Anweisung heißt, und noch warm in saubere Flaschen abfüllen.*

Veilchen-Wein-Rezept gegen Atembeschwerden

40–50 Gramm frische Veilchen
1 Liter naturreiner Wein
geschnittene Galgant-Wurzeln
geschnittene Süßholz-Wurzeln

Es gibt zwei verschiedene Möglichkeiten:
1. Man füllt eine helle Glasflasche mit **zerkleinerten Veilchen** *und* **(Oliven-)Öl** *und stellt sie einige Wochen in die Sonne. Der leicht ranzige Geruch des Öls danach wird durch den angenehmen Duft der Veilchen-Blüten überdeckt. Zum Schluß gibt man wahlweise einige Tropfen reines* **Rosen-Öl** *dazu, von dem die heilige Hildegard sagt, daß es die Wirkung jeder Medizin verstärkt.*
2. Man bringt das **(Oliven-)Öl** *in einem Topf zum Sieden, fügt die* **zerkleinerten Veilchen** *hinzu und läßt das Ganze köcheln, bis es etwas eingedickt ist. Dies ist die schnellere Variante, wenn man das Mittel sofort braucht. Auch hier kann man zur längeren Verwendbarkeit einige Tropfen* **Rosen-Öl** *dazugeben.*

Veilchen-Öl zum Selbermachen

zerkleinerte Veilchen
(Oliven)-Öl
Rosen-Öl

Veilchen-Salbe gegen Schmerzen und Lähmungserscheinungen

Die heilige Hildegard schreibt über Kopf- und Nierenschwere:

»Wer Schwere im Kopf oder in den Nieren hat oder irgendwo von Lähmung geplagt wird, presse Veilchen-Saft durch ein Tuch, gebe genügend Bockstalg hinzu und zum halben Teil altes Fett. Dies zerlasse er zusammen in einer Schüssel und mache eine Salbe. Und damit salbe er sich am Kopf und anderswo, wo es schmerzt, und es wird ihm bessergehen.«

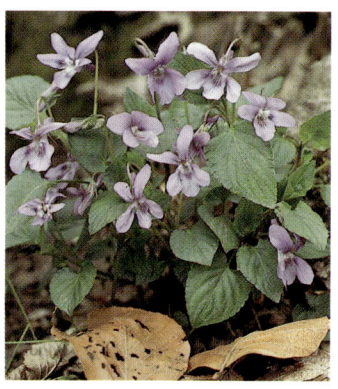

Das anspruchslose Veilchen wächst bei uns fast überall

Hier gibt uns die heilige Hildegard das Rezept für eine spezielle Veilchen-Salbe gegen Schmerzen, besonders im Kopf- und Nierenbereich, und gegen Lähmungserscheinungen. Ihre Herstellung gestaltet sich manchmal schwierig, da die Grundsubstanz Bockstalg, also Talg von einem Ziegenbock, nicht ohne weiteres erhältlich ist. Patienten aber, die ihre Vorzüge erfahren haben, wollen sie nicht mehr missen. Die Zutat »altes Fett« meint ranzig gewordenes Fett, das durch die Umwandlung eine besondere Wirkung auf den Körper ausübt. Dieses »alte Fett« kommt in der Hildegard-Heilkunde öfters vor. Die Veilchen-Salbe wird von den Hildegard-Vertrieben seltener hergestellt, im Gegensatz zur folgenden Salbe.

Veilchen-Salbe gegen Kopfweh und Geschwüre aller Art

An anderer Stelle schreibt die heilige Hildegard über das Veilchen:

»Wer Kopfweh hat oder wessen Fleisch die Krebse zerfressen oder wenn er irgendwelche Geschwüre in seinem Körper hat, dann nehme er Veilchen-Saft und zum dritten Teil Oliven-Öl und dieselbe Menge Bockstalg wie Veilchen-Saft, bringe es zusammen in einem sauberen Topf zum Sieden und bereite eine Salbe.
Wer Kopfweh hat, der salbe mit dieser Salbe seine Stirne in der Quere, und es wird ihm bessergehen.

Aber auch, wo der Krebs und andere Würmer einen Menschen zerfressen, soll darüber gesalbt werden, und sie werden sterben, wenn sie davon gekostet haben.«

60 Gramm ausgepreßten Veilchensaft, 20 Gramm reines Oliven-Öl *und* **60 Gramm Bockstalg** *in einem sauberen Topf verrühren und zum Kochen bringen. Beim Abkühlen kurz vor dem Festwerden eventuell noch einige Tropfen reines* **Rosen-Öl** *dazugeben, was die Wirkung und den Geruch verbessert.*

Veilchen-Salbenrezept gegen Kopfweh und Geschwüre

*60 Gramm ausgepreßter Veilchensaft
20 Gramm reines Oliven-Öl
60 Gramm Bockstalg
Rosen-Öl*

Diese bewährte Veilchen-Salbe kann man, sofern man den Bockstalg bekommt, selbst herstellen. Alle Hildegard-Vertriebe haben sie in ihrem Programm, bei den Patienten ist sie sehr beliebt. Regelmäßig eingesetzt wird sie bei (Stirn-)Kopfschmerzen; hierbei ist nach den Angaben der heiligen Hildegard quer einzureiben. Ihre häufigste Verwendung findet sie nach Krebsoperationen und -bestrahlungen zur Pflege von Narben sowie dunkler und teilweise verbrannter Hautbezirke, die dadurch weich und geschmeidig werden.

In diesem Zusammenhang ist interessant, daß schon die heilige Hildegard von »Krebs und anderen Würmern, die einen Menschen zerfressen«, spricht. Nach neuesten Forschungen aus Japan soll der Krebs von kleinen, noch nicht näher identifizierten Viren – also kleinen »Würmern« im Sprachgebrauch Hildegards – erzeugt werden.

Bei geschwürigen Hautverunreinigungen hilft die Veilchen-Salbe ebenfalls recht gut, ebenso als Wundsalbe nach blutigen Schröpfungen. Die kleinen Einschnitte in der Haut an den geschröpften Stellen verheilen schnell und ohne Komplikationen, wenn hinterher ein kleiner Verband mit dieser Salbe auf die Schröpfstellen gemacht wird.

Weiter schreibt die heilige Hildegard über das Veilchen:

»Ein Mensch, der feurige Augen hat, in ihnen verdunkelt ist und Schmerzen hat, der nehme«… (Rezept s. S. 156). *Und wenn er schlafen geht, salbe er mit dieser Augensalbe um seine Augen herum, indem er achtgibt, daß sie die Augen innerlich nicht berührt.«*

Weinraute

Die heilige Hildegard schreibt über die Raute (verkürzt):

»Die Raute ist stark an Kräften und gut gegen die trockenen Bitterkeiten, die jenem Menschen wachsen, dem die richtigen Säfte fehlen. Sie ist besser und nützlicher roh als gepulvert zu essen. Gegessen unterdrückt sie die unrechte Hitze des Blutes im Menschen. Die Wärme der Raute vermindert die unrechte Wärme der Melancholie und mäßigt die unrechte Kälte der Melancholie. Und so wird es dem Menschen, der melancholisch ist, bessergehen, wenn er sie nach anderen Speisen ißt.«

Die Raute, auch »Weinraute«, »Gartenraute« oder »Gnadenkraut« genannt, *Ruta graveolens*, gehört zur Familie der *Rutaceae* und kam aus dem Mittelmeerraum durch die Römer zu uns. Nach anderen Quellen brachten sie erst die Benediktinermönche mit und zogen sie in Klostergärten.

Bei Cicero und Ovid findet sich erstmals der Name »*ruta*«, dessen Ursprung man sich heute nicht recht erklären kann. Der Beiname »*graveolens*« setzt sich aus dem lateinischen »*gravis*« (= schwer, bedeutend, stark) und »*olens*« = (riechend) zusammen. Der starke weinähnliche Geruch brachte ihr den deutschen Namen »Weinraute« ein. Den Namen »Gnadenkraut« erhielt die Pflanze im Mittelalter, weil man glaubte, daß sie Macht über das Böse habe. Damals trugen viele Leute einen Geruchsstrauß unter den Kleidern, in den auch die Raute mit eingebunden war. Er sollte nicht nur den üblen Gestank der Gosse überdecken, sondern auch Läuse und Flöhe abhalten, die von den Bettlern am Straßenrand übersprangen.

Der kleine Strauch, der eine Höhe von bis zu 80 Zentimetern erreicht, ist durch den erwähnten Geruch unverkennbar. Er liebt die Wärme und wächst auf trockenen, steinigen und kalkarmen Böden. Die Blätter sind unterschiedlich gefiedert, die kleinen Abschnitte abgerundet und von den ätherischen Ölbehältern darin durchscheinend gepunktelt. In der Heilkunde benutzt werden diese Blätter, *Folia Rutae*, nicht hingegen die kleinen gelb-grünen Einzelblüten und die kapselartige Frucht. Die Blätter sollten entweder frisch verwendet oder kurz vor der Blüte zum Trocknen geerntet werden.

Die Inhaltsstoffe der Weinraute sind Rutin, Cumarine, Alkaloide und ätherische Öle, besonders das Rauten-Öl. Die Raute findet sowohl in der Homöopathie als auch in der Volksheilkunde Anwendung, in erster Linie bei Krampfzuständen im Verdauungstrakt. Während der Schwangerschaft sollte die Raute nicht genommen werden, weil sie aufgrund ihres Gehaltes an Arborinin bei zu hoher Dosierung einen frühzeitigen Abgang der Leibesfrucht herbeiführen kann. Wegen ihres bitteren bis unangenehmen Geschmacks wird man aber sowieso nicht in Versuchung geraten, zuviel davon zu nehmen.

Auch die moderne Schulmedizin hat die Raute entdeckt: Der Inhaltsstoff Rutin wirkt blutdrucksenkend und härtet Knochen und Zähne.

Weinraute wirkt:

- *desodorierend*
- *entkrampfend*
- *blutdrucksenkend*
- *kräftigend*

Hilfe für die Frauen und bei Rheuma

Die »Bitterkeiten, die im Menschen wachsen«, das sind die depressiven Phasen, wie sie vor allem Frauen in der Menopause öfters erleben. Die Raute »unterdrückt die unrechte Hitze«, die Hormonstörungen der Wechseljahre. Da durch die Bitterstoffe der Raute die Galle abfließt, verbessert sich der psychische Zustand merklich, da die Galle die »Kloake« der Leber ist, die dann eben die dort entgifteten Stoffe richtig ausscheiden kann. In der Leber zurückgestaut, beeinflussen aber diese Stoffe die Psyche sehr negativ.

Diese Beschwerden gehen dann mit rheumatischen Rückenschmerzen im Lendenwirbelbereich und mit Schmerzen und Verquellungen im Bereich des siebten Halswirbels einher – also typische Ausstrahlungsschmerzen in die dazugehörigen Reflexzonen. Frauen mit solchen Beschwerden sollten sich im Garten oder im Blumenfenster eine oder mehrere Weinrauten halten und nach jeder Mahlzeit ein bis zwei kleine, frische Weinrauten-Blätter essen. Die Pflanzen vertragen aber nur relativ magere Böden und dürfen nicht gedüngt werden.

Weinraute hilft bei:

- *Hitzewallungen*
- *Depressionen*
- *rheumatischen Beschwerden*
- *Osteoporose*
- *Verdauungsstörungen*

Die heilige Hildegard schreibt ferner über die Raute:

»Wenn ein Mensch etwas ißt und Schmerzen davon bekommt, esse er sofort Raute und zweimal soviel Salbei, mit Salz gemäßigt, und es wird ihm bessergehen.«

Die Weinraute hilft besonders Frauen mit Wechseljahrbeschwerden und kann Osteoporose vorbeugen

Man kann die Weinraute natürlich auch in der Küche als Gewürz vorsichtig mitverwenden; doch sollte sie nicht mitgekocht, sondern erst am Schluß an das Essen gegeben werden. Beim Salat fügt man sie zusammen mit Weinessig, Öl und den anderen Gewürzen und Kräutern natürlich gleich der Sauce bei.

Außerdem gibt es im Handel die Weinrauten-Tabletten oder das Weinrauten-Granulat. Davon sollte man nach jedem Essen einen Teelöffel bzw. drei Tabletten im Mund zergehen lassen. Wegen des schlechten Geschmacks bevorzugen die meisten frische Blätter, die sowieso viel besser wirken.

Gegen neuralgisch-rheumatische Schmerzen wird in der Homöopathie, da auch hier »die richtigen Säfte fehlen«, sehr gerne in niedrigen Potenzen Ruta D 2 oder D 3 eingesetzt. Dies hilft besonders gut, wenn die Schmerzen mehr linksseitig auftreten. Warum dies so ist, weiß man nicht. Nur die Tatsache als solche hat sich im Laufe der Jahre herauskristallisiert.

Erstaunlich ist wieder einmal, wie treffend die heilige Hildegard Wirkungen beschrieben hat, die erst heute mittels moderner Labortechniken nachgewiesen werden können. Dank des blutdrucksenkenden Inhaltsstoffs Rutin lassen sich – eventuell zusammen mit einer Tablette Galgant – auch die Hitzewallungen beseitigen, unter denen Frauen in den Wechseljahren leiden.

In dieser Phase sind viele Frauen durch Osteoporose gefährdet. Das Rutin in der Weinraute stärkt Knochen und Zähne. Als unterstützende Maßnahme empfiehlt sich die »Frischzellentherapie der Hildegard-Heilkunde«, die sogenannte »Kalbsfußsuppe«.

Weinrauten-Salbe bei Nierenerkrankungen und Hypertonie

Hildegard nennt die Weinrauten-Salbe auch »Nierensalbe«. Wegen des nicht erhältlichen »Bärenfetts« kann man sie nicht selbst herstellen. Den Hildegard-Vertrieben ist dies freilich möglich, und man kann die Salbe dort bestellen. Durch den Zusatz von etwas

Rosen-Öl wird nicht nur ihre Wirkung, sondern auch ihr Geruch verbessert.

Diese Salbe wird bei allen Erkrankungen der Niere und bei zu hohem Blutdruck eingesetzt. Sie kann aber nur dann richtig wirken, wenn dem Körper auch genügend »Betriebsflüssigkeit« – sprich: (abgekochtes) Wasser – zugeführt wird.

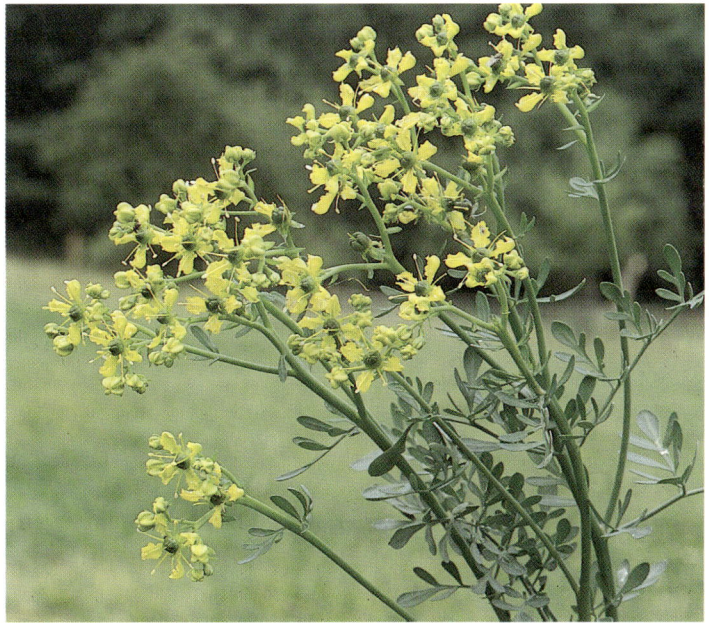

Die Weinraute kann man als Speise-Gewürz nutzen; ihre frischen Blätter schmecken aber auch als Salatbeigabe

Man sollte die Weinrauten-Salbe über einen längeren Zeitraum – mindestens vier bis sechs Wochen lang, bei zu hohem Blutdruck noch einige Wochen länger – möglichst am offenen Feuer in die Nierengegend einreiben: bei akuten Schmerzen mindestens einmal am Tag, bei zu hohem Blutdruck zweimal pro Woche.
Wer keinen offenen Kamin zu Hause hat, sollte eine ganz normale Rotlichtlampe verwenden. Damit wird die Nierengegend einige Minuten bestrahlt, dann die Salbe unter weiterer Bestrahlung eingerieben, schließlich wird nochmals einige Minuten bestrahlt. Die schmerzlindernde und blutdrucksenkende Wirkung ist bei mehrmonatiger Anwendung enorm.

Weinrauten-Salbenkur

An anderer Stelle schreibt die heilige Hildegard über die Raute:

»Wer in den Nieren und Lenden Schmerzen hat, dann geschieht dies oft wegen einer Krankheit des Magens. Dann nehme er Raute und Wermut in gleichem Gewicht, füge mehr als diese Bärenfett bei, zerstoße dies zusammen und salbe sich stark neben dem Feuer um die Nieren und seine Lenden, wo es ihn schmerzt.«

Interessant ist die von der heiligen Hildegard erwähnte Ursache der Nieren- und Lendenschmerzen: die Erkrankung des Magens. Da viele Bluthochdruckler alles in sich hineinfressen und es ihnen dann später »an die Nieren geht«, ist hier tatsächlich oft die Ursache des zu hohen Blutdrucks zu suchen. Vor diesem Hintergrund ist die Doppelwirkung der Weinraute – verdauungstraktentkrampfend und blutdrucksenkend – ein wahres Geschenk. Warum aber muß es ausgerechnet Bärenfett sein? Das bleibt vorerst das Geheimnis der heiligen Hildegard von Bingen.

Verdauungsstörungen mit Schmerzen

Hier wird die Raute eingesetzt bei Verdauungsstörungen, die Schmerzen auslösen, etwa durch eine gestaute Galle. Die Bitterstoffe der Raute bewirken einen besseren Abfluß der gestauten Säfte, der bereits in Gang kommt, wenn die Bitterkeit im Mund geschmeckt wird. Die ätherischen Öle des Salbeis helfen dabei, und eine Prise Salz bindet etwas die Flüssigkeiten, so daß die Chemie der Verdauung durch das Zusammenspiel der drei Faktoren wieder in Ordnung kommt und die Schmerzen relativ schnell nachlassen.

Wermut

Wermut, *Artemisia absinthium*, wird von der heiligen Hildegard als »der wichtigste Meister gegen alle Erschöpfungen« bezeichnet und spielt daher in der Hildegard-Heilkunde eine sehr große Rolle. Man kann die verschiedenen Wermut-Produkte zum Teil selbst herstellen oder über die Hildegard-Vertriebe bzw. die Apotheke kaufen.

Die Wermut-Pflanze, die 60 bis 100 Zentimeter hoch wird und kleine Büsche bildet, ist auf der ganzen nördlichen Halbkugel in den warmen und gemäßigt warmen Gegenden zu Hause und sollte eigentlich in jedem Garten einen festen Platz haben. Man findet den Wermut aber auch wildwachsend auf Dämmen, an Wegen, an warmen und steinigen Hängen und Ufern. Als Arzneipflanze war er schon 3 000 Jahre v. Chr. bekannt und beliebt; die Ägypter, Griechen und Römer bauten ihn für Heilzwecke an. Im Mittelalter gehörte er zur Bepflanzung der Klostergärten, und später war er in jedem Bauerngarten vertreten.

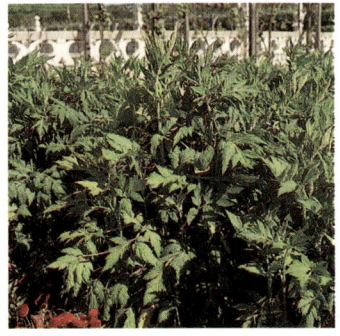

Die Heilkraft des Wermut kennt man seit etwa 5 000 Jahren

Zur Verarbeitung sollte der Wermut möglichst nur im April und Mai geerntet werden, da er dann die größte Kraft in sich trägt. Benötigt man den Saft, sammelt man die frischen Triebe des Wermuts in der Phase des zunehmenden Mondes kurz vor Vollmond am frühen Morgen: In dieser Zeit steigen die Säfte in der Pflanze stärker nach oben.

Brauchen wir das Kraut aber zum Trocknen für einen Wermut-Tee, dann sollten wir es immer in der Zeit kurz vor Neumond ernten, an einem trockenen, sonnigen Tag, am besten gegen Mittag, wenn kein Tau mehr auf der Pflanze liegt. Wenn man später im Jahr erntet, sollte man unbedingt darauf achten, daß die Blüte noch nicht vorüber ist. Die Teile der Pflanze werden dann im Schatten getrocknet und weiterverarbeitet. Man kann natürlich auch immer im Garten von der frischen Pflanze ein wenig für den Tee nehmen.

Rezept für Wermut-Tee

getrocknetes
Wermut-Kraut
kochendes Wasser

Für 1 Tasse Wermut-Tee nimmt man nur soviel **getrocknetes Wermut-Kraut,** *wie man zwischen Daumen und Zeigefinger fassen kann.*
Dies gibt man in ein Tee-Ei, überbrüht es mit **kochendem Wasser,** *schwenkt das Tee-Ei einige Sekunden darin und zieht es aus dem Wasser.*

Der Tee darf nur leicht dunkel sein und nicht gallebitter schmecken (das erzeugt Brechreiz!), sondern so, wie ein gutgehopftes Bier; dann ist er gut bekömmlich. Man kann natürlich auch einige Blättchen Wermut frisch vom Strauch für diesen Tee nehmen.

In manchen Gegenden ist es üblich, daß an jeden Braten ein wenig Wermut kommt und in der Sauce mitgekocht wird. Dies verbessert den Geschmack und regt gleichzeitig den Gallefluß und die Verdauung an.

Innerlich sollte der Wermut nur mäßig angewendet werden, dann kann er nämlich seine heilenden Kräfte entfalten, und keiner braucht sich vor Nebenwirkungen zu fürchten.

Wermut, überdosiert eingenommen, verursacht unangenehme Nebenwirkungen

Wermut im Übermaß kann zu Vergiftungen führen, die mit anfallsweisem Schwindel, Kopfschmerzen, Zittern und Muskelkrämpfen einhergehen und in extremen Fällen Bewußtlosigkeit nach sich ziehen.

Ein warnendes Beispiel dafür sind die »Absinth-Trinker«. Absinth ist ein Wermut-Schnaps, der besonders im Südfrankreich sehr beliebt ist. Wenn ihn jemand über Jahre hinweg in großen Mengen trinkt, treten die beschriebenen Symptome auf. In kleinen Mengen ab und zu wirkt er verdauungsfördernd.

Auch die bei uns bekannten »Wermut-Brüder« trinken den billigen Wermut-Wein meist in viel zu großen Mengen. Bei diesen billigen Produkten kommt noch hinzu, daß, durch die Herstellung bedingt, die darin enthaltenen großen Mengen Fuselalkohole negativ auf die Leber einwirken, so daß der Verfall der Trinker beschleunigt wird. Sowohl die »Absinth-Trinker« als auch die »Wermut-Brüder« enden meist im Delirium tremens.

Schwangere sollten in den ersten Monaten mit Wermut besonders vorsichtig umgehen, da er den bekannten Brechreiz verstärken kann. Bei den Mengenangaben, die uns die heilige Hildegard empfiehlt, sind die beschriebenen negativen Wirkungen aber auf keinen Fall zu erwarten.

Kopfschmerzen

Bei Hildegard wird also eine Einreibung mit frischem Wermut-Saft in warmem Wein gegen Kopfschmerzen empfohlen. Betroffen sind auch rheumatisch-neuralgische Schmerzen im Kopfbereich, z.B. Trigeminusneuralgie oder Schmerzen des Fascialisnervs. Diese Therapie ist zwar wegen der Beschaffung frischen Wermut-Safts mit Umständen verbunden, aber oft die einzige Methode, die Erleichterung verschafft.

Wermut-Hustenöl zum Einreiben

»Gieße Wermut-Saft in Oliven-Öl, wärme es in einem gläsernen Gefäß an der Sonne und bewahre es so ein Jahr lang auf. Und wenn jemand in oder um die Brust Schmerzen hat, daß er hustet, salbe ihn auf der Brust damit. Und wer in der Seite Schmerzen hat, den salbe dort, und es heilt ihn innen und außen.«

Die heilige Hildegard schreibt über den Wermut:

»Von seinem Saft gieße in warmen Wein, und wenn man Kopfschmerz hat, befeuchte abends vor dem Schlafen damit den Kopf von den Augen über die Ohren bis zum Nacken, bedecke den ganzen Kopf mit einem wollenen Tuch bis zum Morgen, und es unterdrückt die Gicht und vertreibt den inneren Kopfschmerz.«

Die heilige Hildegard schreibt über den Wermut weiter:

*Das Wermut-Hustenöl wird aus 1 Teil frisch-
gepreßtem Wermut-Saft und 3 Teilen reinem
Oliven-Öl hergestellt. Diese Mischung sollte man
in einer hellen Flasche einige Wochen dem Sonnen-
licht aussetzen und immer wieder einmal durch-
schütteln. Gut lagern, denn das Wermut-Öl ist erst
nach einem Jahr gebrauchsfähig.*

Durch die lange Lagerung und die intensive Sonnen-
bestrahlung wird das Öl leicht ranzig und riecht etwas
unangenehm, kann aber trotzdem vorbehaltlos verwendet werden. Deshalb gibt man am besten jeder Flasche
einige Tropfen Rosen-Öl bei, das allerdings ziemlich
teuer ist. Es überdeckt den unangenehmen Geruch und
verstärkt die Wirkung des Wermut-Hustenöls – wie jedes anderen Mittels auch, läßt uns die heilige Hildegard
wissen.

Dieses Öl bekämpft Husten und Schmerzen im
gesamten Brustbereich, Rippenfell- und Brustfellent-
zündungen. An den Einreibestellen können leichte
Hautreizungen mit Rötungen und kleinen Knötchen
entstehen, die unangenehm jucken. Deshalb sollte man
im Schmerzbereich immer nur zwei bis drei Tropfen an
einer bestimmten Stelle einreiben und die Einreibestellen wechseln. Sollte trotzdem Juckreiz auftreten,
setzt man die Behandlung einfach einige Tage ab und
nimmt dann die Einreibung an einer anderen Stelle vor.

**Bei Juckreiz mit der
Behandlung bitte einige
Tage aussetzen**

Wermut-Rheumasalbe

**Die heilige Hildegard
schreibt über die
Wermut-Salbe:**

*»Zerstoße Wermut in einem Mörser zu Saft, füge Un-
schlitt, Hirschtalg und Hirschmark bei und mache so
eine Salbe. Wer von sehr starker Gicht geplagt wird,
daß seine Glieder sogar zu zerbrechen drohen, den
salbe damit nahe am Feuer, wo es schmerzt, und er
wird geheilt werden.«*

Bei sehr starken Gelenkschmerzen wird diese Wermut-Salbe, die wegen der Zutaten fast nicht selbst herstellbar ist, in der Nähe des offenen Feuers eingerieben. Dessen Wärme soll auf das Gewebe einwirken und den Heilungsprozeß fördern. An anderen Stellen gibt Hildegard sogar den Brennstoff an: Ulmen-Holz, dessen Wärmestrahlung besonders günstig auf das Gewebe wirkt.

Wärme fördert den Heilungsprozeß

Als Alternative zum offenen Feuer empfiehlt sich eine Rotlichtlampe. Hier gelten für die Anwendung dieselben Bestimmungen wie für die Weinrauten-Salbe (s. S. 155). Anfangs sollte täglich eingerieben werden; bei Besserung reicht jeder zweite bis dritte Tag.

Am Anfang kommt es manchmal zu einer »biologischen Reaktion«, das heißt, die Schmerzen verschlimmern sich. Wer diese kritische Phase übersteht, wird später mit einer wesentlichen Besserung seiner Gelenkschmerzen belohnt.

Wermut-Frühjahrskur

»Wenn der Wermut frisch ist, zerstoße ihn und drücke seinen Saft durch ein Tuch, koche dann Wein mit Honig und gieße diesen Saft in den Wein, daß der Saft den Wein und den Honig an Geschmack übertrifft, und trink dies nüchtern von Mai bis Oktober jeden dritten Tag, und es unterdrückt die Lanchsucht (Nierenschmerzen) und die Melancholie in dir, es macht deine Augen klar, stärkt das Herz, es läßt nicht zu, daß die Lunge krank wird, es wärmt den Magen, reinigt die Eingeweide, und es bereitet eine gute Verdauung.«

Die heilige Hildegard schreibt ferner über den Wermut:

Die Wermut-Frühjahrskur ist wärmstens zu empfehlen. Durch die im Wermut enthaltenen Bitterstoffe wird der Gallefluß angeregt und der ganze Körper entgiftet, entschlackt und regeneriert. Viele Hildegard-Anhänger stellen ihren Wermut-Wein für diese Frühjahrskur selbst her. Man kann dieses Universalmittel aber natürlich auch fertig kaufen.

Wermut-Wein hilft:
- bei Erkrankungen der inneren Organe
- bei Verdauungsschwächen aller Art
- gegen Rheuma und Gicht (unterstützend)
- bei Herz- und Kreislaufstörungen (unterstützend)
- bei Nierenschwäche und Gewebeschwellungen verschiedener Ursache
- bei psychischer Belastung und Depressionen
- bei psychisch bedingten Lungenerkrankungen und Atembeschwerden.

Wermutwein-Rezept zum Selbermachen

100–150 Milliliter
frischgepreßter
Wermut-Saft
200–300 Gramm
naturreiner Honig
zirka 3 Liter
naturreiner Wein
1 Teelöffel
reiner Alkohol

Den frischgeernteten Wermut waschen, im Mixer zu einem Brei verquirlen und in einem Leinensäckchen bzw. einer Zentrifuge entsaften; oder mittels eines Entsafters den Saft direkt auffangen.

Die anderen Zutaten berechnen sich nach der Menge des gewonnenen Saftes, z.B: 100–150 Milliliter frischgepreßter Wermut-Saft entspricht 200–300 Gramm naturreinem Honig (vom Imker) entspricht zirka 3 Liter naturreinem Wein (rot oder weiß).

Den Honig im Wein kochen, Schaum abschöpfen. Frischgepreßten Wermut-Saft hinzufügen. Wermut-Wein noch warm in saubere Flaschen abfüllen und sofort verschließen. Flaschen vorher mit 1 Teelöffel reinem Alkohol ausspülen und den Teelöffel zur besseren Haltbarkeit in die Flasche stecken.

Von diesem Wermut-Wein sollte man jeden dritten Tag »von Mai bis Oktober« am Morgen auf nüchternen Magen ein Gläschen trinken. Die oben angegebene Menge reicht bei 0,05 Liter pro Einnahme für die ganze Frühjahrskur (eine Person).

Zimt

Der Echte Zimt, *Cinnamomum ceylanicum*, wird aus der getrockneten Rinde des Zimt-Baumes gewonnen, der hauptsächlich auf Ceylon (Sri Lanka) wild wächst, aber auch in großen Kulturen in der Nähe von Süßwasser angebaut wird, da er viel Grundwasser benötigt, um zu gedeihen. Vor allem auf Java, in Brasilien, auf Jamaika und Martinique wird er heute kultiviert, wo sich Klima und Boden besonders gut eignen. Von den Trieben werden die Rindenanteile abgeschält und getrocknet und gelangen dann als *Cortex Cinnamomi* in den Handel.

Die Rinde enthält 1–1,4 Prozent Zimt-Öl, das Geruch, Geschmack und Wirkung bestimmt. Hauptbestandteile dieses Zimt-Öls sind Zimt-Aldehyd und Eugenol. (Näheres zu Eugenol siehe unter »Gewürznelke« Seite 114.) Das Zimt-Öl wirkt desinfizierend, leicht örtlich betäubend und tötet Hautpilze ab.

Eine zweite Sorte Zimt ist der Saigon- oder Chinazimt aus der Rinde des Kassia-Baumes, *Cinnamomium cassia*. Er erreicht jedoch nicht die Qualität des Echten Ceylonzimts, der für Heilzwecke immer vorzuziehen ist. Die billigeren Kassia-Zimtsorten unterscheiden sich vom Echten Zimt durch ihren herberen Geschmack sehr deutlich.

In Amerika gibt es noch eine dritte Zimt-Art, den »Weißen Zimt« des weißen Kaneel-Baums, *Canella alba Murray*, dessen schmutzig-weiße Unterrinde getrocknet und gemahlen als Zimt-Pulver verwendet wird. Sein Geschmack ist sehr intensiv, aber mehr nelken- und muskatnußähnlich. Der Weiße Zimt wird vor allem in Amerika in Gewürzmischungen und zur Likörherstel-

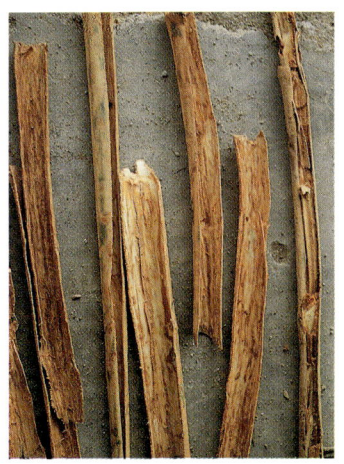

Der stark aromatische Duft des Zimt kommt von seinem hohen Anteil an ätherischem Öl

Die heilige Hildegard schreibt über den Zimt:

»Der Zimt ist sehr warm und hat starke Kräfte. Wer ihn oft ißt, dem mindert er die üblen und bereitet gute Säfte in ihm.«

lung verwendet, kommt aber wegen seines deutlich günstigeren Preises auch bei uns gelegentlich auf den Markt.

Früher wurde der Echte Zimt häufig als blähungstreibendes und verdauungsanregendes, aber auch als zusammenziehendes Mittel bei Durchfällen verwendet.

Zimt wirkt:

- *desinfizierend*
- *fungizid*
- *betäubend*
- *verdauungs-anregend*

Wegen seines intensiven Geschmacks ist er etwas in den Hintergrund gedrängt worden, obwohl seine Wirkung unumstritten ist und es nur zu Nebenwirkungen kommen kann, wenn das reine ätherische Öl in konzentrierter Form verwendet wird; dies kann zu (Schleim-) Hautreizungen führen. Diese klingen aber sofort ab, wenn man das Zimt-Öl absetzt. Innerlich kann es bei einer Überdosierung zu erhöhter Atem- und Pulsfrequenz kommen, zu vermehrtem Speichelfluß und zu einem leichten Temperaturanstieg. Der sehr intensive Geschmack verhindert von selbst, daß man zu viel davon zu sich nimmt.

Bei der heiligen Hildegard von Bingen gehört Zimt zu den bedeutenden Heilmitteln, oftmals in Verbindung mit anderen Ingredienzien.

Zimt zur Unterstützung gegen Diabetes

Praxiserfahrungen haben gezeigt, daß bei Diabetikern, die über den Tag verteilt einen Eßlöffel Zimt zu den verschiedensten Speisen längere Zeit zu sich nehmen, der Blutzuckergehalt deutlich sinkt.

Die Mexikaner essen viel Zimt – und erkranken weit weniger oft an Diabetes als wir

Das beste Beispiel hierfür ist Mexiko, das Land mit dem höchsten Pro-Kopf-Verbrauch an Zimt auf der ganzen Welt. In Mexiko gibt es im Vergleich zu anderen, ähnlich strukturierten Ländern viel weniger Diabetiker. Wenn man sich in Mexiko einen Eisbecher bestellt, bekommt man statt der bei uns üblichen Eiswaffeln einige Zimtstangen hineingesteckt. Die meisten Mexikaner essen diese mit großem Appetit.

Zimtholz-Wein gegen Gicht und Lähmungen

»Der Baum, dessen Rinde der Zimt ist, ist sehr warm. Ein Mensch, der durch Gicht von Lähmung geplagt wird und der tägliche, dreitägige und viertägige Fieber hat, nehme ein aus Stahl gefertigtes Gefäß, gieße guten Wein hinein und lege Holz und Blätter des Zimt-Baumes hinein, solange sie Saft in sich haben, und lasse es am Feuer kochen, und er trinke es oft warm, und er wird geheilt werden.«

Die heilige Hildegard schreibt über den Zimt-Baum:

Der Zimtholz-Wein ist ein sehr gutes Medikament gegen starke Gicht mit Lähmungserscheinungen – aber in unseren Breitengraden leider nicht herstellbar, weil wir über Holz und Blätter des Zimt-Baumes, die noch ganz frisch sein müssen, nicht verfügen. Eine Chance hätte nur ein Ceylonreisender: In den dortigen Gebirgswäldern wächst der zirka zehn Meter hohe Zimt-Baum in Lagen von 900 bis 2 000 Metern. Erkundigungen vor Ort, entsprechende Bezahlung – er bekäme dann sicher das nötige Rohmaterial!

Zimt gegen Atembeschwerden und schweren Kopf

Bei allen Atembeschwerden, bei denen man einen schweren, dumpfen Kopf – wahrscheinlich wegen Sauerstoffmangel im Gehirn – hat, sollte man nach Hildegard etwas Zimt mit Brot essen. Das Lecken aus der Hand muß im Körper irgendeinen besonderen Reiz auslösen. Patienten mit einschlägiger Erfahrung erklären, daß dies viel schneller und besser wirke, als wenn man Zimt einfach mit einem Bissen Brot nimmt. Erklären kann man dies nicht, nur staunen, daß die heilige Hildegard wieder einmal recht hat.

Weiter schreibt die heilige Hildegard über den Zimt:

»Wessen Kopf schwer und stumpf ist, daß er den Atem schwer durch die Nase ausstößt und einzieht (Atemstörungen), der esse Zimt-Pulver oft mit einem Bissen Brot, oder er lecke es aus seiner Hand, und es löst die schädlichen Säfte, durch die sein Kopf stumpf ist, auf.«

Wein gegen Schmerzen in Leber oder Lunge

Unter dem Stichwort »Ysop« erwähnt die heilige Hildegard auch den Zimt:

»Wer in der Leber oder der Lunge Schmerzen hat, nehme Süßholz und mehr Zimt als Süßholz und mehr Ysop als jedes dieser beiden, und Fenchel mehr als diese drei, und er koche dies in einem neuen Topf unter Beigabe von genügend Honig, so daß keine Bitterkeit darin ist, und er koche es stark. Und dann lasse er diesen Topf mit diesen Kräutern für neun Tage und ebenso viele Nächte stehen, seihe es durch ein Tuch und trinke es.

Wenn er in der Leber oder Lunge starke Schmerzen hat, trinke er neun Tage jeden Tag. Aber bevor er frühmorgens trinkt, esse er ein wenig, und dann trinke er. Abends esse er genug, und wenn er schlafen geht, trinke er genug davon.«

Wein-Rezept gegen Leber- oder Lungenschmerzen

2 Teile Süßholz
3 Teile Zimt
4 Teile Ysop
Honig, Wein

2 Teile Süßholz, 3 Teile Zimt, 4 Teile Ysop und **10 Teile Fenchel** *werden unter Beigabe von so viel* **Honig** *in* **Wein** *stark abgekocht, daß der Wein durch die Süße des Honigs nicht mehr bitter schmeckt. Das Getränk läßt man dann 9 Tage und 9 Nächte ziehen, seiht es ab und trinkt es warm, wenn man starke Schmerzen in der Leber und/oder in der Lunge hat, ebenfalls 9 Tage lang.*

Morgens sollte man erst eine Kleinigkeit essen und danach einen kleinen Schluck dieses Medizinweines trinken, etwa 20 Milliliter. Abends sollte man reichlich essen, ein kleines Weinglas (100 Milliliter) vor dem Schlafengehen nehmen. Natürlich immer vorher etwas anwärmen!

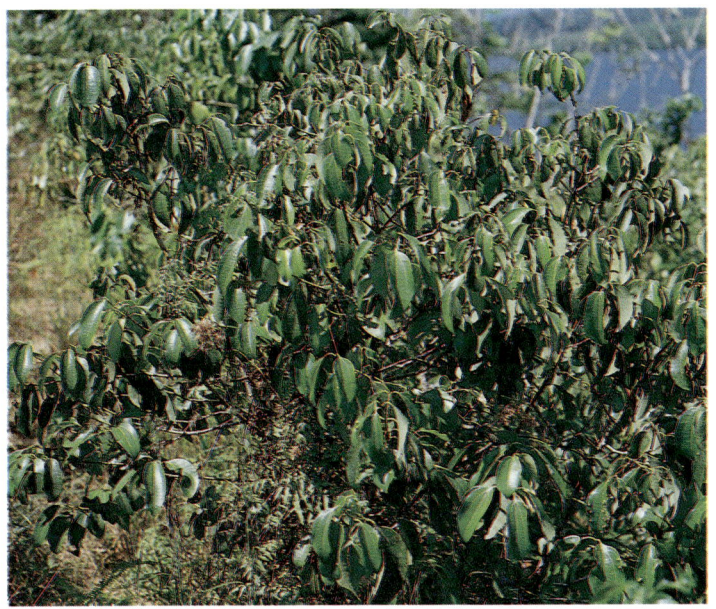

Zimt – Bestandteil des Curry – gehört als unverwechselbares Gewürz zur Weihnachtsbäckerei, zu Glühwein und Kompott

»Wer aber in der Lunge und in der Leber mäßig Schmerzen hat, soll auf ebendiese Weise jeden dritten Tag trinken, und dies tue er oft, und er wird geheilt werden, es sei denn, Gott will nicht.«

Ergänzend fügt die heilige Hildegard hinzu:

»Leichtere« Patienten führen die zweimalige Einnahme also nur jeden dritten Tag, dafür aber über einen längeren Zeitraum durch, nicht nur die vorher erwähnten neun Tage.

Zimt-Tropfen gegen zu starke Monatsblutung

An anderer Stelle erwähnt die heilige Hildegard von Bingen noch die Verwendung von Zimt gegen zu starke Monatsblutungen. Dieses Wissen hat sich in der Volksmedizin bis heute erhalten: Bei Monatsbeschwerden werden Zimt-Tropfen gegeben.

Literatur, Quellen

Hildegard von Bingen:
Der Mensch in der Verantwortung.
Das Buch der Lebensverdienste -
Liber Vitae Meritorum.
Herder Verlag. Freiburg 1994

Scivias – Wisse die Wege.
Eine Schau von Gott und Mensch
in Schöpfung und Zeit.
Herder Verlag. Freiburg 1992

*Ursachen und Behandlung der
Krankheiten. Causae et curae.*
Haug Verlag. Heidelberg 1992.
Baseler Hildegard-Gesellschaft (Hrsg.)

Heilige Hildegard Dinkelkochbuch.
Econ Verlag. Düsseldorf 1994

Bianchini/Corbette:
Der große Heilpflanzenatlas.

Braun, Hans: *Heilpflanzen-Lexikon.*
Wirkungen, Verordnung,
Selbstmedikation.
Fischer Verlag. Stuttgart 1994.

Furlenmeier, Klaus:
Wunderwelt der Heilpflanzen.

Gronau, Eduard:
Hildegard von Bingen.
Prophetische Lehrerin der Kirche
an der Schwelle und am Ende der
Neuzeit. Christiana-Verlag.
CH – Stein am Rhein 1991

Hertzka, Gottfried:
Kleine Hildegard-Apotheke.
Christiana-Verlag.
CH – Stein am Rhein 1993

So heilt Gott.
Die Medizin der hl. Hildegard von
Bingen als neues Naturheilverfahren.
Christiana-Verlag.
CH – Stein am Rhein 1992

Das Wunder der Hildegard-Medizin.
Christiana-Verlag.
CH – Stein am Rhein 1991.

Hertzka, Gottfried/Strehlow, Wighard:
Grosse Hildegard-Apotheke.
Bauer Verlag. Freiburg 1993

*Küchengeheimnisse der Hildegard-
Medizin.* Ratschläge und Erkenntnisse
der heiligen Hildegard von Bingen
über die Heilkraft unserer Nahrungsmittel. Bauer Verlag. Freiburg 1993.

Madaus, Rolf:
Lehrbuch der biologischen Heilmittel.
3 Bde. Olms Verlag. Hildesheim 1985

Pahlow, Manfred:
Das grosse Buch der Heilpflanzen.
Gesund durch die Heilkräfte der Natur.
Gräfe und Unzer Verlag.
München, 1993

Pschyrembel:
Klinisches Wörterbuch.
de Gruyter Verlag. Berlin 1994

Pukownik, Peter:
Hildegard-Almanach der Jahreszeiten.
Rezepte – Brauchtum – Lebensweise
– Naturheilmittel – Kalendarium.
Pattloch im Weltbild Verlag.
Augsburg 1994

Hl. Hildegard – Heilfasten.
Gesundheit für Körper und Seele.
Pattloch im Weltbild Verlag.
Augsburg 1992.

Hl. Hildegard: Rheuma ganzheitlich behandlen.
Pattloch im Weltbild Verlag.
Augsburg 1994

Tabernaemontanus - Bauhimus:
Kräuterbuch.
Kölbl Verlag. München 1993

Adressen

Zeitschriften der Hildegard-Vereine

1. Hildegard-Heilkunde
Mitteilungsblatt des Förderkreises
Hildegard von Bingen e.V.
  Nestgasse 2
  78464 Konstanz
  Tel. 07531/3 14 87

2. Hildegard-Zeitschrift:
Mitteilungsblatt der Internationalen
  Gesellschaft Hildegard von Bingen
  Postfach 4010 Basel
  CH – 6390 Engelberg
Hildegard Vertriebs AG
  Aeschenvorstadt 24
  Posttfach 164
  CH – 4010 Basel
  Tel. 061/ 2 72 24 79

3. St.-Hildegard-Kurier
Mitteilungsblatt des Bundes der Freunde
  Hildegards e.V. Hildegard-Zentrum
  A – 5084 Grossgmain bei Salzburg
  Tel. 06247/82 53

Kurse

Fastenkurse durch den Autor und ein
    Team finden in Würzburg statt.
    Anfragen wegen Terminen sind zu
    richten an:
    Meditationshaus St. Benedikt
    St. Benedikt-Straße 3
    97072 Würzburg

Fasten nach der Hl. Hildegard:
    Sitzen – Vorträge – Leibarbeit
    Leitung: Peter Pukownik,
    Heilpraktiker;   geistige Betreuung:
    Br. Jacobus Geiger OSB;
    medizinische Betreuung: Clairelise
    Affolter, Leibarbeit

*Destillationsapparat in einem Kräutergarten
des 16. Jahrhunderts*

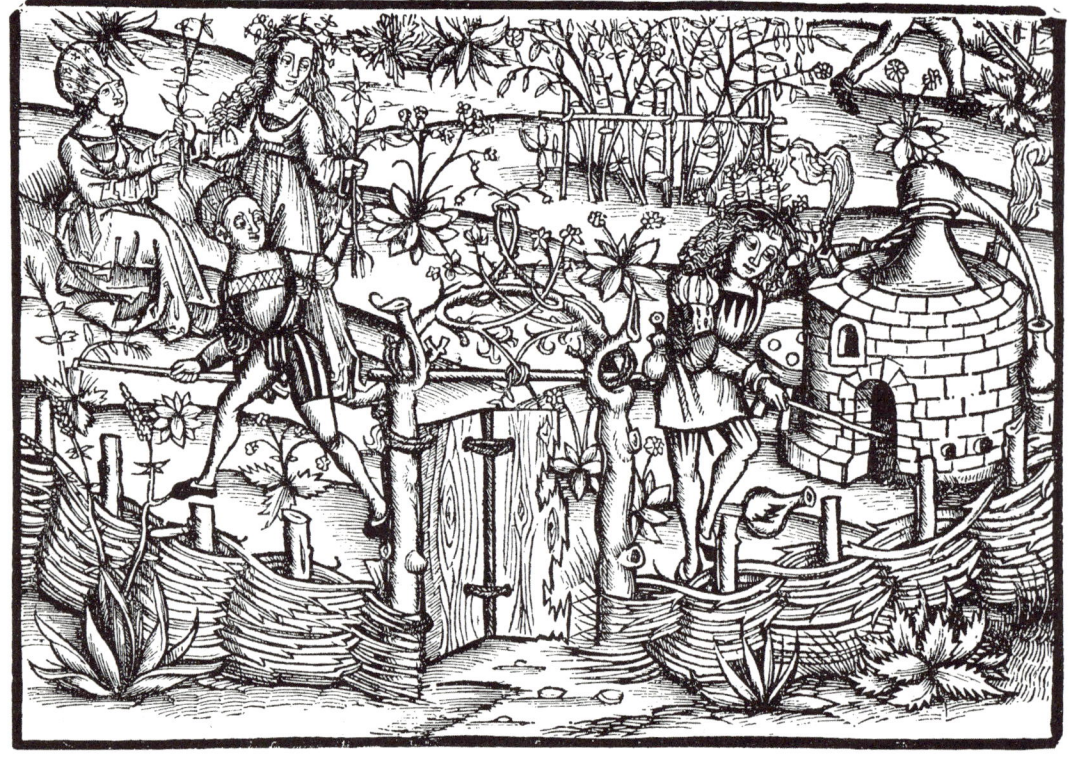

Stichwortverzeichnis

Die natürliche Hausapotheke für die ganze Familie.

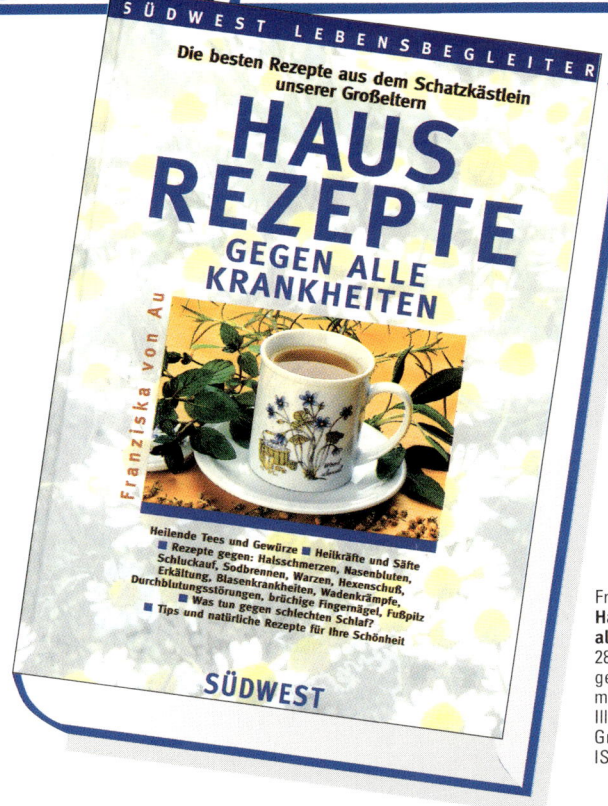

Franziska von Au
Hausrezepte gegen alle Krankheiten
288 Seiten, durchgehend zweifarbig, mit zahlreichen Illustrationen und Grafiken.
ISBN 3-517-01467-2

Sanfte Selbsthilfe mit den bewährten Hausmitteln von Mutter Natur. Nicht immer müssen Sie gleich zum Arzt oder bittere Pillen schlucken, wenn Sie sich nicht wohl fühlen.

Alltagsbeschwerden, Schlafstörungen, Erkältungen, Kopfschmerzen, Nervosität, Magen-Darm-Störungen, Fieber, Bauchschmerzen bei Kleinkindern oder Frauenbeschwerden lassen sich mit ausgewählten Hausmitteln selbst behandeln – garantiert ohne Nebenwirkungen und meist erstaunlich preiswert.

- Tees, Säfte, Tinkturen, Tropfen, Öle
- Genaue Rezepte und Dosierungsvorschriften
- Anleitungen für Wickel, Kneippkuren, Umschläge und Bäder
- Heilen, lindern, vorbeugen und pflegen
- Schnelles Auffinden der passenden Anwendung
- Kinderkrankheiten natürlich behandeln
- Darüber hinaus: Hausmittel für die Schönheit

Umschlagbild: Salbei. Hausbuch der Cerutti.
Italienische Buchmalerei; 14. Jahrhundert.
Archiv für Kunst und Geschichte, Berlin

Bildnachweis:
Archiv für Kunst und Geschichte, Berlin: Titelfoto, 17, 18;
Bildarchiv Preußischer Kulturbesitz, Berlin: S. 8, 11, 173;
Buch- und Kunsthandlung St. Hildegard, Rüdesheim-Eibingen:
S. 2 oben, 10, 12, 15, 20, 25, 79 (©) Otto Müller Verlag Salzburg
(alle Aufnahmen außer Foto S. 2);
IFA-Bilderteam, München: S. 58, 91, 120, 133, 147, 159;
OKAPIA-Bildarchiv, Frankfurt: S. 27, 46, 50, 54, 61, 70, 81, 87,
98, 114, 117, 125, 128, 130, 137, 138, 142, 152, 157, 165, 169;
Pflanzen-Atlas I und II. Bild- und Schriftenreihe:
Heil- und Nährkräfte aus Wald und Flur. Hrsg. Dr. B. Hörmann.
Verlag der Pflanzenwerke, München, 1943:
S. 2 unten, 3, 4, 5, 6, 23 (3);

Redaktion: Thomas May
Bildredaktion: Ursula Binder
Umschlaggestaltung: Elisabeth Petersen, Glonn
Layout/Satz: BuchHaus Robert Gigler GmbH, München
Druck und Bindung: Chemnitzer Druck und Verlag, Zwickau
Printed in Germany
Gedruckt auf chlor- und säurefreiem Papier

ISBN 3-517-01549-0